JN124778

脳卒中の社会学

新しい自分を生きる

細田満和子

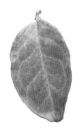

青海社

はじめに

　本書は，患者と呼ばれる方々とその家族，理学療法士，作業療法士，言語聴覚士，看護師，医師などの医療専門職，医療専門職になることを目指す学生，現場を志向する医療社会学や福祉社会学などの研究者を対象に書かれたものです。

　患者と呼ばれる人々に，自らの〈生〉をつくり上げる際の参考にしてもらえたら，またその家族に，成員の1人が病いや障がいを持つようになった時，その人を理解し，支える時のヒントが与えられたら喜ばしい限りです。また，本書を通じて，病院で，あるいは病院から離れた場所で患者と呼ばれる人々が何を思い，何を行っているのかを医療専門職やそれを目指す学生が知り，臨床にフィードバックしてくれたら非常に嬉しく思います。さらに，病いや障がいを持ちながら〈生きる〉ということを知ってもらうために，一般の人にも広く読んでほしいと思います。

　脳卒中サバイバーの方々への聴き取り調査を元に，彼らが死を思う絶望の中から，生きる希望を見つけていく過程を社会学のレンズから描くことを本書では試みました。その結果，人々は何年も，時には10年以上も，先が見えないトンネルの中を歩くような気持ちで日々リハビリ訓練に励み，新しい身体に慣れつつ，新しい生活をつくり上げ，〈生きる〉という方向に向かおうとしている姿が浮かび上がってきました。〈生〉の試行錯誤には，多くの時間と沢山の人々の支えが必要なのです。そして，脳卒中の方々自身が他者の支えとなり，社会変革者となっている側面も見えてきました。脳卒中になられた方の〈生〉の旅路を辿る本書が，共に生きる社会をつくり上げてゆくために貢献できることを強く望みます。

　2024年2月

細田 満和子

◆本書では，リハビリテーションとリハビリという用語を使い分けている。医学的見地から，標榜科名や職種を表す時（たとえば「リハビリテーション科」や「リハビリテーション医」など）は，リハビリテーションと表記する。そして身体的な訓練を指したり，患者と呼ばれる人々や家族が，多様な意味内容を持ったものとして日常的に使用したりする場合（たとえば「リハビリ訓練」や「リハビリをする」など）は，リハビリと表記する。

◆本文で参考文献を引用する際には，［著者名 発行年：頁］と示している。翻訳書の場合は，［著者名 原書発行年＝訳書発行年：訳書頁］と示している。参考文献は巻末に収録した。

◆本文中は基本的に「身体」を用い，会話中は「体」の語を用いた。

◆本書では，「障がい」「障がい者」と表記する。書名や法律名などの名称で「障害」と表記することもある。

目次 **脳卒中の社会学**
——「新しい自分」を生きる

はじめに ……………………………………………………………… iii

序章 **脳卒中サバイバーとの「出会い」**

❶ 脳卒中を〈生きる〉ということ ………………………………… 2
❷ 病いを得て再び〈生きる〉という挑戦 ……………………… 3
❸ 脳卒中者としての手記より …………………………………… 4
❹ 統計に現れる脳卒中 …………………………………………… 5
❺ 病いを持つ人々との「出会い」 ……………………………… 6
❻ 人々の声を聴き取る …………………………………………… 8
❼ 本書の概要 ……………………………………………………… 14

第Ⅰ章 **「絶望」の中から再び〈生きる〉**

第1節 〈生〉を成り立たせる5つの位相 ……………………… 24
　Ⓐ 〈生〉の5つの位相 ………………………………………… 24
　Ⓑ 5つの位相の危機 …………………………………………… 25
第2節 脳卒中後遺症とともに〈生きる〉 …………………… 28
　Ⓐ 脳卒中による「絶望」 ……………………………………… 28
　Ⓑ 「新しい自分」の発見 ……………………………………… 29
　Ⓒ 「出会い」と「変容」 ……………………………………… 31
第3節 本書の意義 ……………………………………………… 33
　Ⓐ 「社会的疎外状況」から「共に生きる社会」へ ………… 33
　Ⓑ 「弱い主体」の可能性の提示 ……………………………… 34
　Ⓒ 患者会やピアサポートの意義 …………………………… 36

第Ⅱ章 **〈生きる〉ことの危機——自明な世界の崩壊**

第1節 脳卒中の発症 …………………………………………… 40

Ⓐ 突然の発症 ……………………………… 40

Ⓑ 自明な世界の崩壊 ……………………… 43

第2節 危機の諸相 ………………………………… 46

Ⓐ 生命の危機──第1の位相 ……………… 46

Ⓑ コミュニケーションの危機──第2の位相 …… 49

Ⓒ 身体の危機──第3の位相 ……………… 53

Ⓓ 家庭生活の危機──第4の位相 ………… 58

Ⓔ 社会生活の危機──第5の位相 ………… 66

第3節 人として〈生きる〉ことの危機 ………… 73

Ⓐ 〈生〉の統合性の喪失 …………………… 73

Ⓑ 未来を絶たれる──「治りません」……… 79

Ⓒ 死への衝動 ……………………………… 82

第Ⅲ章

病いの現れ──〈生きる〉ための試行錯誤(1)

第1節 生命の危機からの試行錯誤──第1の位相 ………… 88

Ⓐ 救命救急医療 …………………………… 88

Ⓑ リハビリテーション医療 ………………… 91

Ⓒ 訓練室での訓練 ………………………… 94

Ⓓ スケジュール外の病院での訓練 ……… 97

Ⓔ 回復への「希望」を持つ ………………… 99

第2節 コミュニケーションの危機からの試行錯誤

　　　──第2の位相 ……………………… 103

Ⓐ 言語訓練 ………………………………… 103

Ⓑ 「治る」ということ ……………………… 106

第3節 身体の危機からの試行錯誤──第3の位相 …… 109

Ⓐ 入院中のリハビリ訓練の困難 ………… 109

Ⓑ 入院中の試行錯誤 ……………………… 112

Ⓒ 退院後の試行錯誤 ……………………… 114

Ⓓ 身体の回復 ……………………………………… 118

  Ⓔ 回復の再定義 …………………………………… 129

第4節 家庭生活の危機からの試行錯誤──第4の位相 … 135

  Ⓐ 采配する家族 …………………………………… 135

  Ⓑ 家族の形を変える──介護の形 ……………… 139

  Ⓒ 家族のために働く　経済的状況 ……………… 143

第5節 社会生活の危機からの試行錯誤──第5の位相 … 146

  Ⓐ 復職 ……………………………………………… 146

  Ⓑ 通勤のための試行錯誤 ………………………… 150

  Ⓒ 仕事をするための試行錯誤 …………………… 153

第Ⅳ章

病いの受け容れ
──〈生きる〉ための試行錯誤（2）

第1節 生命の受け容れ──第1の位相 ………………… 160

  Ⓐ 受け容れるということ ………………………… 160

  Ⓑ 「障害受容」の陥穽 ……………………………… 161
    かんせい

  Ⓒ それぞれの受け容れ …………………………… 164

第2節 コミュニケーションの困難の受け容れ

    ──第2の位相 ………………………………… 168

  Ⓐ コミュニケーションのための道具 …………… 168

  Ⓑ 話せないことを受け容れる …………………… 171

第3節 身体の受け容れ──第3の位相 ………………… 175

  Ⓐ 移動のための試行錯誤 ………………………… 175

  Ⓑ 身体の可能性を見出す ………………………… 181

  Ⓒ 新しい身体に「慣れる」 ………………………… 185

第4節 家庭生活の受け容れ──第4の位相 …………… 187

  Ⓐ 家族が生き方を変える ………………………… 187

  Ⓑ 家族をかえりみる ……………………………… 191

第5節 社会生活の受け容れ──第5の位相 ························· 199

Ⓐ 職業生活の回復の困難──復職への障壁と断念 ··· 199

Ⓑ 復職してからの困難 ································· 201

Ⓒ 新しい生活 ······································· 205

第V章 「出会い」と「変容」──「新しい自分」になる

第1節 「出会い」──重要な他者との相互行為 ················· 214

Ⓐ 医療専門職との「出会い」

── フォーマル／インフォーマルな関係 ··············· 214

Ⓑ 家族──改めて「出会う」 ························· 219

Ⓒ 同病者──仲間 ··································· 223

第2節 他者の「変容」 ··································· 228

Ⓐ 医療専門職が変わる──制度外で支援すること ····· 228

Ⓑ 家族が変わる ····································· 231

Ⓒ 同病者の中で変わる ······························· 233

第3節 「新しい自分」になる ··························· 237

Ⓐ 「笑える」ようになる──「命日」と「誕生日」 ··············· 237

Ⓑ 「変容」と「持続」 ································· 242

終章 再び〈生きる〉ために

➀ 〈生〉の統合化──危機の中から立ち上がる主体 ······· 246

➁ 病いの経験──多様性に開かれる契機 ················· 247

➂ 「弱い主体」が〈生きる〉 ························· 249

➃ 患者が変える医療社会 ····························· 251

おわりに ··· 255

参考文献 ··· 257

脳卒中サバイバー
との「出会い」

序章

人生の途中で重い病いや障がいを持つことは，身体的痛みだけでなく，精神的，社会的な痛みを伴う。それまで当たり前だった世界は崩れ落ち，未来が描けない絶望を感じるようになる。しかし人々は，痛みや苦しみを抱えながら，〈生きる〉という方向に向かっていく。本書では，この病いや障がいとともに生きる人々の姿を社会学から描き出す。

① 脳卒中を〈生きる〉ということ

　人生の途中で重い病いを患ったり，障がいを持つようになったりしたその後を生きることは，多くの場合，時には自らの死を思うような辛く険しい道行となる。その辛さは，身体の痛みや不具合によるものであることはもちろん，家族がばらばらになること，元の職業を失うこと，障がい者として憐れみの目で見られることなど，さまざまある。それらは，「このような自分が生きていてもよいのだろうか」と，自らの存在を否定するような〈生〉の根源に対する疑問となって現れる。

　しかしながら多くの人々は，そうした痛みや苦しみを乗り越え，病いを持ちながらも生き抜いている。そこでは何が起こっていたのか。人々はどのような過程を経て，病いの後の生を可能にしてきたのか。いかにして「このような自分も生きていてよいのだ」と自らの〈生〉を肯定できるようになったのか。

　結論を先取りすると，そこには重要な他者との「出会い」があり，そのことによって新しく生まれ変わるかのような大きな主体の「変容」がある［細田2006］。「出会い」というのは，家族や医療従事者など，それまで見知っていた人々だったとしても，まったく異なる水準で向き合えるということも含む。また「変容」は，脳卒中当事者だけでなく，出会った相手も変わっていくという双方向的なものである。

　本書は，病いと障がいが突然やってくる脳卒中になった人々の声に導かれ，彼らがその後の生を〈生きる〉ということをテーマに論じていく。筆者がこれまでに出会った脳卒中当事者の皆様，さらにそうした方々の家族，医療専門職に対する聴き取りをもとに，脳卒中サバイバーの現実（リアリティ）を記していく。そこにはさまざまな困難があり，乗り越えの試行錯誤があり，この社会を誰もが生きやすいものにするための示唆が溢れている。これまでに多くのことを教えていただいた脳卒中サバイバーの皆様との出会いに感謝をこめて，それ

らを描いていきたい。

② 病いを得て再び〈生きる〉という挑戦

　本書では，脳卒中サバイバーの皆様のお名前は基本的に仮名を使用している。ただし，多くのご教示をいただいた脳卒中サバイバーの1人，森山志郎さんだけは例外的に本名を使わせていただく。これは，森山氏が故人だからという理由だけではなく，ご自身の名前で闘病記を出版したり，専門学校などで講師として活動されていたからだ［森山 1991，2001］。

　脳卒中サバイバー歴20年以上の森山志郎氏は，2012年1月29日，雪の降る中，がん闘病のために入院していた病院から退院した。「原稿を書くためにどうしても家に帰る」と言い張っていた，と森山さんの妻は語ってくれた。その原稿は，インターナショナル・ナーシング・レビュー誌から「社会学と看護」という特集の企画を依頼された筆者が，患者代表として書いていただきたいとお願いしたものである。2011年12月に20年あまり主宰されてきた「片マヒ自立研究会」に終止符を打つ食事会で，闘病の甲斐あってお元気そうな様子を拝見し，また森山節を披露してくださることを期待しての原稿依頼であった。再入院していらっしゃるとは，訃報を聞くまでまったく知らなかった。

　森山さんは，退院してから毎日4時間，ワープロに向かって原稿を書くことを日課とされていたという。そして2月18日，この原稿を書き終えて1時間後に息を引き取られた。森山さんは，通常，端正で理路整然とした文章をお書きになる。それは，ご著書『歩けた！　手が動いた―あるビジネスマンの脳卒中リハビリ成功記』『心が動く―脳卒中麻痺者，心とからだ15年』を一読すればすぐに分かる。それに対して，心を振り絞るように，訥々と思いを書き綴ったこの原稿を読むと，森山さんが引き裂かれるような痛みや苦しみを感じながらも，まさに命を削る思いで，大切なことをわれわれに伝えよ

うとタイプを打っている姿が思い浮かんでくる。高貴な魂，あくなき向上心，努力と優しさに満ちた潔い生き方を心から尊敬し，素晴らしいと思う。

その森山さんの文章のタイトルは「病を得て再び生きるということ」。50代で脳卒中になってから30年近くの，絶望の中から希望を見出し，生きるという方向に向かってゆく森山さんの人生の旅路が描かれている。さまざまな挑戦を続け，障がいを持ちながら豊かに生きるという「新しい自分」を見出し，たくさんの教えを残して，遠くに旅立たれた。ここからの学びを活かしてゆくことは，われわれに課された責任である。森山さんの思いは，この責任を引き受けようと覚悟する者の心の中に，鮮やかに生き続けることだろう。

脳卒中者としての手記より

森山さんは，1985年5月，56歳の時に脳卒中を発症した際に，右麻痺と失語症という障がいが残った。少し長くなるが，彼の手記を引用する。

> 「…やがて，容体が安定してきて，寝台輸送車の世話にならずに車椅子で移動することができるようになった。外の風景はいつしか紅葉が過ぎ，雪虫の舞う季節に移り変わっていたが，楽観主義とは程遠い状態で，私の病状は少しも改善されなかった。
>
> 次第に気分は暗く絶望的になり，焦ってくる。試みに新聞紙を指で挟んでみたが，スルリと落ちる。
>
> "おかしいな。新聞紙1枚つまめない"
>
> これが自分の現実として把握された時，初めて将来が気になり始めた。"私の人生は？　家族は？　仕事は？　退院後の生活は？"といった問題が雪のようにわき上がり，不安に包まれてしまう。

　それまでに何度となく切り抜けてきた難関も，今度のように
会社員としての生活基盤自体を揺るがせるほどの災難不幸で
はなかった。今までのせっかくの努力もすべて水の泡と消える
のか。
　それまで想像すらしていなかった状況，すなわち障がい者に
なった私が生きる方法など，あるのだろうか。妻と子どもと
ローンを抱えて，しかも働けなくなったらどうするんだ。自分
の立っている地盤が抜け落ちるような破局の瀬戸際に追いつ
められて，私はただ呆然とするしかなかった。
　私はこの世では，もう必要なくなったんだろうか。
　私の人生はこれで終わったのだろうか」（森山さん）

　ここで書かれている思いは，彼1人のものではなく，多くの脳卒中者に共
有されているものでもある。

④ 統計に現れる脳卒中

　脳卒中は，医学的には多くの場合，突発的に生じる，脳血管の異常によっ
て引き起こされる病気で，脳出血，くも膜下出血，脳梗塞といった脳血管障
がいの総称である。脳血管がなんらかの原因で破裂したり詰まったりすると，
脳の一部に酸素が届かなくなる状態になる。そして酸素が届かなくなった部
分の脳は壊死する。すると，その部分の脳が司っていた運動機能や言語や記
憶などの高次脳機能は失われ，身体麻痺や失語症といった障がいが残る。損
傷した脳の部位によっては，呼吸や心拍といった生命を維持するために必要
な機能が失われることもある。ゆえに脳卒中は後遺症として障がいを残す病
気であるだけでなく，生命を脅かす病気でもある。
　行政や医学の統計からは，脳卒中になっても年を追うごとに救命されるよ

うにはなったが，その後，障がいが残されたまま生きていく人々もたくさん
いて，2014年の調査では118万人近くである。しかし脳卒中になった人々
が，発症後どのような経験をしているのか，どのような生活を送っているの
か，どのような思いを持っているのか，すなわちどのように生きているかと
いうことに関しては，これまでほとんど明らかにされることがなかった。そ
して，脳卒中は介護が必要になる原因の上位という統計結果が掲げられ，社
会的負担になる印象が与えられてきている。

　近年，脳卒中になった人々の多くが闘病記や自分史を書くようになり，病
後の経験，苦悩や喜びについて表明されるようになってきている。ただし，
ほとんどが自費出版で知己にだけ配布するといったもので，一般の人がアク
セスすることは限られている。そして，脳卒中になると「寝たきり」になり，
社会の片隅でひっそりと生きることを余儀なくされているというイメージは
あまり変わっていない。

❺ 病いを持つ人々との「出会い」

　筆者はこれまで30年近く，脳卒中の方々と交流をさせていただいてきた。
脳卒中の後遺症で失語症となった人々の患者会でボランティアをさせていた
だいたこともあった。患者会でやることといえば，例会の時の会場づくりを
したり，書記をしたり，会報の印刷や発送を手伝ったりするくらいであった。
ただその中で，彼らの痛みと苦しみ，他者への思いやりと優しさ，社会と関
わりを持とうとする志向性——おそらくそれらは人としての豊かさといえる
ものだろう——に魅了された。ここに，人が生きていくに当たって重要な何か
が見出せるのではないか，と直感した。

　だが，彼らに自らの病気とその後の生き方について聴き取りをさせていた
だくようになったのは，会の手伝いを始めてから1年半後のことであった。
それは，聴き取りを申し入れて断られていたからではない。筆者自身が，手

伝いをさせていただく中で彼らの生き方の中にテーマを見出すようになったという経緯，しかしながら人生の中で最も苦しい状況の中にある彼らに，話を聴いてもよいのだろうかというためらいを克服していく過程があったからだ。

　そもそも，最初のきっかけは，1990年代の後半に，医療専門職がボランティアで患者に関わることを調査することにあった。ある言語聴覚士に聴き取りをした時に，患者会を紹介されたのであった。やがて会の手伝いをさせていただくうちに，患者と呼ばれる病いになった人自身が，その痛みと苦しみの中で医療専門職や家族や同じ病いを持つ者に支えられながら，自らの〈生〉を生き抜いている姿を目の当たりにした。そして，そこに記述し分析していくべきテーマを発見するようになった。このテーマの発見によって，聴き取りをすべき相手が，医療専門職という病む人を治す側にいる人ではなく，病いを持つその人へと変わってきた。

　脳卒中になった方々の手記や闘病記を読んだり，言語聴覚士や理学療法士や医師など医療専門職の人々の話を聴いたりすると，脳卒中になるということが，いかほどまでの苦しみや「絶望」をもたらすものであるか，自らの死を考えるほどの気持ちに追いやるものかが分かる。だからそうした状況にある彼らに対して，どのように接したらよいのかと思うようになっていた。たとえ現在はそれを乗り越えたように振る舞っていたとしても，話を聴くことによって，苦しみを思い起こすことになりはしないか，そもそもそうした苦しみを自分に話してくれるのだろうかといった思いさえ抱くようになっていた。

　このような思いを振り払ってくれたのは，「あんた，もう仲間だよ」という患者会の方からの言葉であった。この言葉を聞いたのは，会の手伝いを始めて1年くらい経った頃のことであった。その後，いくつかの患者会会員，医療専門職，患者家族の方々に，聴き取りをさせてもらいたいと相談し，聴き取りが行われた。

⑥ 人々の声を聴き取る

　ただし，聴き取りをさせていただくことの困難は，そのほかにもあった。聴き取りは，形式としては時間と場所を決めて対象者に会い，ICレコーダーを回しながら，脳卒中になってからどのようなことを思い，どのような体験をしてきたかを自由に語っていただくものとして設定した。

　だが，失語症は言いたいと思っていることがなかなか言葉として出てこない，あるいはスムーズな発話となってこないといったコミュニケーションの障がいである。したがって，特別の聴き方が必要となってきた。そういうわけで，聴き取り自体が，試行錯誤しながら行われた。

　思い返してみると，その聴き方というのは，思うように言葉が出てこない彼らが次の言葉を発するまで，どんな言葉が紡ぎ出されるのだろうと期待しながら，しかも急かせることなく，静かに待ち望むという姿勢を貫くというものであった。これは，マニュアルがあるようなものではない。そもそも聴き取りというのは，そういうものなのかもしれない。

　ただ，筆者の場合，こうした聴き方は，会のお手伝いをさせていただく中で少しずつ身につけたり，聴き取りをさせていただいた方の，いわば胸を借りながら学んでいったように思う。なかなか言葉が出てこない彼らの焦りや落胆が伝わることもあったが，それを最ももどかしいと思っているのは当の本人である。

　たとえ言葉が続かないことがあったとしても待つ。あるいはそこまでに発せられた言葉を噛み締めながら繰り返したり，こういうことなのかと補ったりして確認する。このようにして聴き取りは行われた。時には身振り手振りを交えたり，文字に書いてもらったり自分から書いたりして，彼らからこぼれてくる言葉をゆっくりと，時間を忘れて聴かせていただいた。

　「こんな恐ろしい病気はないよ」「私の人生はこれで終わりだ」「死のうと思った」という彼らの言葉。「治りたい」と思う気持ち，一生懸命にリハビリ

に励む姿，なんとかして元の生活を回復しようと，あるいは新しい生活をつくり上げようとする試行錯誤。それらはいったいどのように記述することができるだろうか。

　医学や心理学や社会学で，そうした彼らの声は，抑うつ状態や障害受容や社会的問題といった観点から説明されることがある。確かにこうした視座によって，一部を説明することもできるだろう。しかしながら，それだけでは，筆者が聴き取りをしてきた人々が脳卒中になってから辿ってきた，人それぞれによって異なる，行きつ戻りつする過程をうまく描き出すことはできなかった。それどころか，そうした視座だけに立つと，彼らの辿ってきた過程を不当に矮小化することにすらなりかねなかった。

　そこで本書では，彼らから搾り出すように発せられた声に耳を傾けた。そして，徹底的にその声に寄り添い，彼らによって生きられた現実を理論で切り刻むことなく，掬い取り，脳卒中サバイバーとして〈生きる〉ことの全体性を捉えることを目標にした。脳卒中によっていかなる痛みや苦しみを感じ，いかなる身体や生活の変化をこうむる体験をしてきたのか。そして，その体験をどのようなものとして捉えて経験としてきたか，その経験を参照しながらどのように生き抜いてきたのか，そのために何がどのように作用してきたのか，そういったことを記述していく。そして最後に，彼らが再び〈生きる〉ことを可能にするために，この社会ではどんな用意があるのか，あるいは足りないのかといったことを検討し，もし足りないとしたら，どのようなことをすればよいのかを提言しようと思う。

◆3つの患者会

　聴き取りをさせていただいた「みさきの会」「若葉リハ友の会」「自立研究会」の3つの患者会について，概要を紹介しておこうと思う。ちなみにこれらは基本的にすべて仮名である。

◆「みさきの会」

　「みさきの会」は失語症の患者会で，事故や原因不明の2人を除いて，ほとんどの会員が脳卒中を原因疾患として持っていた。会員は1998年当時23人（男性17人，女性6人）であった。活動は毎月1回土曜日に開催される例会，年に1回の温泉地などへの1泊旅行，1,2回の日帰り旅行がおもなものであった。

　例会では会員相互の交流が図られていた。そして毎月テーマを決めてのスピーチや，発話の訓練にもなるゲームや歌，手足の体操の時間が設けられていた。毎回3～5人の言語聴覚士や理学療法士と，3人か4人の一般市民がボランティアで参加していた。会を支援する言語聴覚士のところで実習をしている，言語聴覚士を目指す学生が加わることもしばしばあった。

　「みさきの会」は，1995年に保健所が主催する機能訓練教室で知己となった患者とその家族，保健所の理学療法士，会員の多くが通っている病院の言語聴覚士が中心になって発足が準備された。発足当初は，患者会というと人が集まりそうにないという考えから，言語訓練という形で広報された。活動場所も当時は保健所の一室であった。しかしやがて，言語訓練よりも患者同士の交流を深めるという傾向が強まってきた。そして，活動場所も休日は閉鎖される保健所ではなく，地域の福祉施設になっていった。

◆「若葉リハ友の会」

　「若葉リハ友の会」は，若葉リハの退院者からなる患者会である。若葉リハは，リハビリテーションを専門に行っている病床数300床あまりの関東地方にある公立病院である。病棟は麻痺者か切断者か，障がいの程度が重度か軽度かによって4つに分けられており，麻痺者の病棟は脳卒中などの疾患が原因の人が最も多く，事故による脳挫傷が原因の人も若干名いた。「若葉リハ友の会」の会員には脳卒中による障がいを持つ人が多いが，脊椎損傷やギランバレー症候群など，脳卒中以外の要因で障がいを持つようになった人もいた。

　会員数は100人近くで，年に1度の1泊旅行や，食事会や餅つき会などの

行事が開催されていた。このような行事は，毎月病院の会議室で行われる役員5人による理事会で決められていた。開催時には医師や看護師など複数の医療専門職がボランティアをしながら一緒に楽しんでいた。

「若葉リハ友の会」は，患者会のある別の病院から若葉リハに異動してきた医師が患者有志を誘って発足を促したものである。役員の中で中心的役割を担っているのは，発足当時の有志たちであった。彼らは，病院内で握り鮨パーティを開いたり，屋形船に乗って新年会をしたりと，次々に行事を企画しては麻痺した身体でも諦めることはないことを示していた。

◆「自立研究会」

「自立研究会」は，脳卒中によって片麻痺になった人々の患者会である。この会は冒頭に引用した手記を書いた森山さんが，脳卒中の発症後6年目の1991年9月に，障がいを持ちながらの社会的自立や社会参加について，同じ立場の者同士で考えていこうと発足させた会である。会員は当時27人（男性21人，女性6人）であった。活動は毎月1回，日曜日に開催される研究会が基本で，地域のボランティア活動のための施設で実施されていた。

「自立研究会」では，復職や社会参加，体験記の編纂，行事企画をテーマにした各種の分科会活動が行われていた。会報発行のための編集委員会も開かれていた。毎月の研究会では，こうした分科会活動の報告がされたり，編集委員会での未決事項などが審議されたりしていた。時折，看護師や臨床心理士などを講師に呼んで，病後の療養法や対人関係に関する専門的な話をしてもらうこともあった。筆者も一度，本書の元になる初期段階の研究を発表させていただいたことがある。

◆3つの患者会の特徴

これら3つの会は，筆者が偶然に「出会った」患者会であるが，患者会の成り立ちにおいて典型といえる資質を備えている。まず，「みさきの会」の前身が，保健所の主催する機能訓練教室であるように，最初は行政が集まる場

を用意するが，その後は患者本人が自主的に集まり発展させていくというものである。次に，「若葉リハ友の会」であるが，理事会や集会の時に病院の一室を使っているように，医療機関との結びつきを保ちつつ，患者が自主的に運営するというものである。「自立研究会」は，発足の当初から患者の立場である本人が自主的に運営している会である。

◆27人の特徴

◆27人のプロフィール

　ここでは，本書で依拠している27人の人々について，基本的な特徴を紹介する。彼らは，脳卒中の発症時，中年期といわれる40～60代で，性別は男性22人，女性5人と男性が多かった。脳卒中を発症してからの年数，後遺症，家族構成など属性ごとの人数については，**表1**にまとめた。

　発症後の年数は，リハビリ病院入院中の4人は1年未満であるが，患者会の23人は発症後1年から20年以上までとさまざまであった。

　脳卒中後の後遺症では，右麻痺と左麻痺がほぼ半数であった。右麻痺の場合，多くは失語症という言葉の障がいが残ったり，右手や右足が麻痺になったりしていた。また，一般に右利きの人が多く，右麻痺になると利き手が使いにくくなるので，右麻痺の人のほうが，不自由度が高い傾向にあるといわれている。

　家族構成は，配偶者や同居家族がいる人が多かった。子どもがいる人も多く，発症時は同居していたが，その後婚姻などで子どもが独立していったという場合も少なくなかった。

　職歴は会社員であった人が最も多く，14人であった。そのほかには，公務員2人，自営業5人，その他3人であった。5人の女性のうち3人は主婦であった。主婦のうち1人はピアノ講師，1人はヘルパーの仕事も持っていた。残る2人の女性は，1人は会社員，1人は飲食店経営者であった。復職した人の数は14人で，全体の約半数が復職していたということになる。

　会社員に限れば，ちょうど半数の7人が復職していた。ただし，公社員と

して復職したほとんどの人は「自立研究会」の会員で，脳卒中後の復職や社会参加を実現させようとするこの会の特徴を表していた。一般に脳卒中後に会社員として復職することは困難で，稀であるといわれている。ちなみに，「みさきの会」会員で会社員として復職した人はいない。

　自営業や専門的な職業の場合，障がいの程度にもよるが比較的復職しやすいといわれている。「みさきの会」でも，自営業や専門的な職業をしていた人のうちの何人かは復職していた。主婦の場合は，全員が元の仕事を行う立場を継続していた。

　こうした脳卒中を発症してからの年数，後遺症，家族構成，復職状況などの詳細については，表2にまとめた。基本的にすべて仮名で聴き取りをした時点での情報であるが，並べ方は発症してからの年数が長い順になっている。これは彼らにとって，発症してから何年経っているかが重要な意味を持つからである。彼らは自分の置かれた状況を認識する際，実年齢よりも発症後何年経っているかを基準にしていることが多い。同病者との関係性をつくる時も，発症年数が長い人が「先輩」，短い人が「後輩」となっている。

◆それぞれの人によってさまざまである〈生〉

　聴き取りをすればするほど，脳卒中になった人々の発症後の〈生〉が，それぞれの人によって，さまざまであることが分かった。脳の損傷の大きさや部位によって，あまり障がいが残らなかった場合から，医師から植物状態になるという説明を受けた場合，死に至るかもしれないので覚悟が必要だと言われた場合まであった。また後遺症についても，手足に障がいが残った場合，言語に障がいが残った場合があり，障がいの程度も各人各様であった。

　後遺症だけでなく，性別，年齢，発症の時期，家族関係といった属性，脳卒中になるまで息災であったかどうかといったそれまでの健康状態によっても，病いの現れ方は異なっていた。さらに，発症してからの試行錯誤については千差万別であった。本書では，こうしたそれぞれの人によって個性的でさまざまである〈生〉を具体的に描き出したいと思う。

◆聴き取り調査の限界と特徴

　本調査の場合，入院中・通院中の者を除き，患者会を通して対象者を選定している。ゆえに患者会に通えるだけの身体状況や家族支援がある人に限られているという限界はある。ただ，本調査の場合，40代から60代の，いわゆる働き盛りと自他共に認める中年期に脳卒中を発症した人々を対象にしているところに特徴がある。それはこの時期というのは，発症の前後の変化が最も大きく，発症に付随する問題が先鋭化していると考えられるからである。

　彼らは，それまでに生きてきた数十年間の人生において，特に健康上の大きな問題を意識せずに暮らしているという自己認識を持っていた。老いを意識するまでにはまだ時間があり，これから先の人生も同じように続いていくだろうと思い，働いたり，子育てをしたり，ローンを組んで家を建てたりしながら生活を組み立てている途上にあった。そうした状況において，脳卒中を発症し，まったくそれまでの〈生〉が変わる経験をしたのである。

　脳卒中という突然，発症する病いによって，大きくその〈生〉を変えざるをえなくなった人々に焦点を当てることで，身体と生活と自己の危機的な変化と，そうした〈生〉を生きるという固有の経験が，より鮮明に浮かび上がってくると考えられる。

❼ 本書の概要

　序章では，脳卒中になった人々が，「絶望」の中から，痛みや苦しみを抱えながら〈生きる〉という方向に向かうまでを，総体において把握するという本書のテーマを述べた。

　第Ⅰ章では，病いや障がいを持ちながら〈生きる〉ことの総体をつかみ取る視座について検討する。その視座とは①生命，②コミュニケーション，③身体，④家庭生活，⑤社会生活という〈生〉をかたどる5つの位相である。そして，それまでの経験を参照しくいくは危機とし小認識できないような状

［表1］数でみる27人の特徴（2005年 筆者作成）

a．発症後年数	
1年未満	4人
1～3年未満	3人
3～5年未満	4人
5～10年未満	7人
10～20年未満	8人
20年～	1人

b．発症年齢	
40～50歳	6人
51～60歳	16人
61～70歳	5人
71歳～	0人

c．現年齢	
～50歳	0人
51～60歳	8人
61～70歳	16人
70～80歳	3人

d．疾患名	
脳梗塞	18人
脳出血	7人
脳血栓	2人

e．後遺症	
右麻痺	12人
左麻痺	14人
失語症	13人

（右麻痺で失語症なし1
人，失語症のみ1人）

f．同居家族	
同居家族あり	25人
同居家族なし	2人

g．配偶者	
配偶者あり	23人
配偶者なし（含死別・離婚）	4人

h．子ども	
子どもあり	22人
子どもなし	5人

i．職歴	
会社員	14人
公務員	2人
自営業	5人
その他	3人
主婦	3人

（主婦でピアノ講帥1人，
主婦でヘルパー1人）

j．復職状況	
会社員	7人
公務員	0人
自営業	2人
その他	2人
主婦	3人

[表2] 27人のプロフィール（2005年 筆者作成，すべて仮名）

		発症後	発症年齢	性	発症年	疾患名	失語症	麻痺
		現在の身体・コミュニケーション状況			家族（発症時）		同居家族（現在）	
1	葉山さん	22年	40歳	女	1981年	脳血栓	なし	左
		電車通勤可，コーラス活動，リハビリ体操			兄（近くに別居），妹		妹	
2	森山さん	17年	56歳	男	1985年	脳梗塞	あり	右
		利き手交換，患者会主宰			妻，長女，次女		妻	
3	小谷野さん	17年	47歳	男	1985年	脳梗塞	なし	左
		屋外杖歩行，車，患者会理事			妻，長男		妻	
4	赤木さん	16年	50歳	男	1986年	脳梗塞	あり	右
		屋外杖歩行，旅行，患者会会長（前）			妻		妻	
5	今村さん	14・7年	45・52歳	男	1988・95年	脳梗塞	構音障がい	左
		屋外杖歩行，患者会会長（元）			妻，長女，長男		実母	
6	宇津木さん	13年	50歳	男	1989年	脳梗塞	あり	右
		屋内杖歩行，屋外車椅子			妻，長女，次女，三女，実母		妻	
7	野中さん	13年	57歳	男	1990年	脳血栓	なし	左
		屋外杖歩行，階段昇降可，ゴルフ			妻，長女，次女		妻	
8	佐々木さん	13年	51歳	男	1988年	脳出血	なし	左
		屋外杖歩行，車			妻，長男，次男		妻	
9	二谷さん	11年	51歳	男	1992年	脳出血	なし	左
		電車通勤可，車			妻，長男，次男		妻	
10	江藤さん	7年	50歳	男	1994年	脳梗塞	あり	右
		家事手伝う，患者会会長（現）			妻，長女，次女，実母		妻，次女	
11	尾山さん	7年	56歳	男	1995年	脳梗塞	あり	右
		電車利用可，家事手伝う			妻，長女（死亡），次女，長男（別居）		妻	
12	奈倉さん	7年	55歳	男	1995年	脳出血	なし	左
		屋外杖なし歩行，パソコン習う，患者会事務			妻，長女，次女		妻，長女，次女	
13	清水さん	6年	52歳	女	1995年	脳梗塞	なし	左
		屋外杖歩行，旅行，冊子共同作り			夫，長女，次女		夫，長女，次女	

職　業	患者会	復職状況
受け容れの契機		出会った他者
会社員（事務職）	自立研究会	勤務時間短縮で復職後準定年退職
泣いて愚痴を言った，復職		家族，上司・同僚
会社員（管理職）	自立研究会	在籍のみで実質退職
左手で書道や写真，妻の支え		医師，妻，患者会
自営業（不動産業）	若葉リハ友の会	役割縮小で復職
東海道を歩き切った		医師，妻，一般の人々
会社員（営業職）	みさきの会	退職
落ち込み時の励まし，患者会活動		妻，患者会
会社員（営業職）	みさきの会	退職
発症10年後に右手動く，患者会活動		言語聴覚士
会社員（事務職）	みさきの会	退職
会社員（会社役員）	自立研究会	役員だったので復職後定年退職
会社員（タクシー運転手）	若葉リハ友の会	公務員（大学運転手）再就職後定年退職
会社員（管理職）	自立研究会	会社員（調査）として復職後定年退職
自分なりの仕事を見つけた		ソーシャルワーカー，上司，同僚
勤務調理師	みさきの会	勤務調理師
失語が「治った」と思う，「社会」の発見		言語聴覚士，妻，患者会
公務員（測候所）	みさきの会	退職
長い横断歩道を杖歩行で渡る		理学療法士，妻
会社員（技術職）	自立研究会	嘱託勤務会社員（事務職）後退職
経済的困難克服，患者会活動		家族，患者会
主婦	若葉リハ友の会	主婦

[表2] 27人のプロフィール（つづき）

		発症後	発症年齢	性	発症年	疾患名	失語症	麻痺
		現在の身体・コミュニケーション状況			家族（発症時）		同居家族（現在）	
14	日野さん	6年	60歳	女	1997年	脳梗塞	あり	右
		屋外杖歩行，料理，車			夫，長男，次男		夫，次男	
15	加藤さん	5年	69歳	女	1996年	脳梗塞	あり	なし
		屋外杖なし歩行			姪2人（別居）		なし	
16	手塚さん	5年	62歳	男	1997年	脳梗塞	なし	左
		「ぶん回し」で屋外杖歩行，階段昇降可			妻，長女，次女		妻	
17	木谷さん	4年	59歳	男	1997年	脳梗塞	あり	右
		屋外杖なし歩行			妻，長男，次男，三男，四男		妻，四男	
18	沼田さん	4年	54歳	男	1999年	脳梗塞	なし	左
		屋外杖歩行，体験談集の自費出版			妻		妻	
19	根津さん	4年	59歳	男	1999年	脳梗塞	なし	左
		屋外杖なし歩行，筋力トレーニング			妻，長女，次女，義父母		妻，義父母	
20	福田さん	4年	54歳	男	1999年	脳梗塞	なし	左
		電車通勤可，妻とリハビリ			妻，長男，次男		妻，長男，次男	
21	久藤さん	2年	69歳	男	2000年	脳梗塞	あり	右
		屋外杖歩行，散歩，足の痛み続く			妻，長男（死亡），長女（在豪）		妻,長女（豪から帰国）	
22	辺見さん	3年	60歳	女	2000年	脳出血	なし	右
		屋外杖なし歩行			夫，長女（別居），長男，次女		夫	
23	須坂さん	2年	60歳	男	2000年	脳梗塞	あり	右
		夫婦で旅行や外出			妻，長女		妻	
24	田中さん	7カ月	52歳	男	2001年	脳出血	あり	右
		車椅子を押してもらう			弟（別居）		弟同居希望,弟妻反対	
25	瀬古さん	5カ月	54歳	男	2002年	脳梗塞	なし	左
		病院内杖歩行			妻，長女，長男		妻，長女，長男	
26	祖父江さん	5カ月	63歳	男	2002年	脳出血	なし	左
		車椅子で自力移動			妻（老健入所），長男（別居），長女（別居）		退院後長男，嫁，孫2人	
27	田淵さん	3カ月	59歳	男	2002年	脳出血	あり	右
		車椅子を押してもらう			妻，長男，次男		妻，長男，次男	

職　業	患者会	復職状況
受け容れの契機		出会った他者
主婦・ピアノ講師 復職，右手によるピアノの音	自立研究会	主婦・ピアノ講師 ピアノの教え子
飲食店経営	みさきの会	飲食店経営
会社員（技師） 杖歩行に慣れた	自立研究会	会社員（技師）
教員退職後著述業 パソコンで文章作成	みさきの会	著述業継続希望
会社員（銀行） 良くなったこと	自立研究会	会社員（子会社） 脳卒中の先輩，妻，患者会
教員退職後嘱託館長	自立研究会	退職
会社員（大手メーカー）	自立研究会	会社員（子会社）
定年退職後アパート経営	みさきの会	継続困難のため妻が引継ぐ
主婦・ヘルパー 包丁持てた，ミシンふめた，患者会活動	自立研究会	主婦 脳卒中の先輩，家族，患者会
会社員（会社役員）	若葉リハ友の会	役員だったので復職
会社員（技術職）		入院中で継続断念
会社員（営業職） 杖歩行できるようになった		入院中で継続希望 入院仲間
自営業（酒店） 仲間との訓練，生活再建		入院中で継続断念 入院仲間，家族
会社経営		入院中で継続希望

況の中で，元の状態を回復しようとしたり，現在の状態を受け容れようとしたりする試行錯誤の行為を繰り返す過程を示す。

第Ⅱ章では，脳卒中になった人がそれまで自明であった世界を失い，生物学的な生命としての危機，身体を喪失してしまったような危機，それまでの日常生活の持続性を奪われるという危機，自分の人間性を否定せざるをえなくなるような〈生きる〉ことすべてにわたる危機に，余儀なく追いやられることについて，5つの位相から示す。

第Ⅲ章と第Ⅳ章では，そのような弱く，傷ついた主体が痛みや苦しみを抱えながら，〈生きる〉という方向に向かっていく人々の姿を明らかにした。第Ⅲ章では脳卒中になった人が試行錯誤しながら危機を克服していく道筋を，第Ⅳ章では可能なかぎり努力しても残る限界を受け容れる道筋を，5つの位相ごとに検証した。

彼らは何年にも及ぶ，失敗の多い，場合によっては終わりが見えないようなリハビリ訓練を繰り返していた。それまで当たり前と思ってきた身体や生活をなんとか取り戻そうと努力したり，異なる身体や生活をつくり上げようとしたり，試行錯誤していた。その間，治るのか治らないのか，歩けるようになるか否か，できるようになるか否か，可能性と不可能性の間を行きつ戻りつしていた。そうして，自分のものではないかのようによそよそしくなった身体や生活であっても，再び自分のものと納得できるようになっていった。

こうした「絶望」と「希望」の間を振り子のように行ったり来たりする姿を，発症直後の救命病院からリハビリ病院を経て自宅療養に至り，復職したり，患者会などの活動に参加したりする過程の中で描いた。

第Ⅴ章では，「新しい自分」になるための条件となる「出会い」と「変容」について総括した。彼らは，医療専門職や家族や同病者と，単に一緒に行為する以上の関係を持つようになっていた。それは，互いに互いを必要としつつ，支え支えられるという関係（＝「出会い」）である。この「出会い」を契機（モメント）として彼らは，現状の自分を肯定的に受け容れられるようになっていた。そこで主体は「変容」を遂げていたのである。

20

　このような他者との「出会い」を契機として，人は，危機としてしか捉えられなかった状況を肯定できるものとして捉え返せるように「変容」していく。そしてバラバラになった〈生〉を統合して，再び〈生きる〉ことを可能にするのだ。

　終章では，脳卒中サバイバーが，再び〈生きる〉ためのツールや制度として「患者の旅路」と「ピアサポート」について述べる。患者の旅路（Patient Journey）は，罹患する前後の人生を旅路と捉え，変化する地域生活を当事者視点からどんなふうに過ごしたいか，それを可能にするにはどんな支援が必要かを示すことができる。ピアサポートでは，同じ経験を持つ人々（ピア）と触れ合うことで，最も困難な状況にあっても目の前にある次の数歩を見出すことができる。近年，医療制度の中にもピアサポートを組み込んでいこうとする動きもある。病気や長期疾患を管理し，障がいとともに生きる人々を支援するピアサポートの可能性が認められてきつつある。

「絶望」の中から
再び〈生きる〉

脳卒中は, ある日, 突然に起こる。
手足が麻痺して, 思っていることを言葉として
言うことができなくなり, 多くの人が
「絶望」を感じ,〈生きる〉ことが危機に陥る。
ここでは〈生〉を形づくる位相を,
①生命, ②コミュニケーション, ③身体,
④家庭生活, ⑤社会生活, という
5つの側面から捉えることを示す。
そして, 他者と支え合う関係を築く「出会い」を
契機に大きな「変容」を遂げ,
「新しい自分」になるという, 本書の枠組みを示す。

Ⅰ

第1節

〈生〉を成り立たせる5つの位相

 〈生〉の5つの位相

◆変わる〈生〉の在りよう

脳卒中になることは，脳の血管のほんの数ミリが詰まったり，亀裂が入ったりするという，ごくわずかな生物学的現象に起因するものである。しかしそれは，場合によっては生命の危機を引き起こすこともある。また，一命は取り留めたとしても身体に麻痺を残したり，言葉によるコミュニケーションを困難にする場合がある。さらには，その人のそれまでの家庭生活や仕事を奪うことになったりする。ほんの些細な生物学的異常が，1人の人の，いやそれだけではなく，その人を取り巻く何人もの人々の〈生〉の在りようを変えていく。

脳卒中になることは，人々が自らの意志によって選び取った帰結では決してなく，まったく偶発的に降りかかった，余儀なくされた痛みや苦しみである。

「障がい者になった私が生きる方法など，あるのだろうか」。森山さんが手記に書いていたように，脳卒中になった人々の多くは絶えずこうした問いを発し続ける。そして，「人生の終わり」を感じざるをえないような，〈生きる〉ことの困難に晒された「絶望」の状況に陥る。

◆5つの位相

では，人が〈生きる〉（文脈によっては〈生〉）とは，どういうことなのだろうか。ここでは，ひとまず「身体的な存在としての人が，他者や事物と相互的な関係性を持ちながら，互いに行為し合う時空間において成立する個性的な営み」のことを〈生きる〉と定義しておこう。それは，生物としての生命という位相から，自己におけるコミュニケーションや身体という位相，言

葉や行為を介して家族や同僚や近隣といった他者と相互的な行為をし合う生活という位相まで，複数の位相から成り立っている。そして，各位相が充足され，統合されることによって，人が〈生きる〉ということの全体性が形づくられていると考えることにする。

　これはすなわち，家庭生活や社会生活を犠牲にしたままで，生命やコミュニケーションや身体が保持されればよいというものではないということである。逆に，コミュニケーションや身体への配慮を疎かにしたままで，家庭生活や社会生活を充実させることはできないという，人が〈生きる〉ことの重層性を意味している。

　このような観点に基づいて，本書では〈生〉を成り立たせている位相として次の5つを立てる。

　①生命：命を持つ者として存在していること
　②コミュニケーション：言葉を使って考えたり，他者とコミュニケートしたりすること
　③身体：身体を認識したり，動かしたりすること
　④家庭生活：家族との関わりを持ちながら暮らすこと
　⑤社会生活：職場や親しい者との集まりなどで社会的存在として暮らすこと

5つの位相の危機

◆変わりなく続く人生

　脳卒中の発症者には，20代や30代の若年者層もいれば，40〜60代の中年者層，それ以上の高齢者層もいる。本書では，特に40〜60代の中年期に発症した人々を念頭に議論する。

　彼らの多くは発症するまでの人生において，重い病いや障がいとはほとんど無縁の世界にいた。彼らは，（特別支援学校ではない）普通学校で学んだ

り，企業などに就職して働いたり，結婚したり，家族を持ったり，ローンを組んで家を建てたりしてきた。また，多少の高血圧や糖尿病などの持病があったとしても，さほど身体に不安を持っておらず，そろそろ老いを意識はするもののまだ先のことと考えていた。そして，一生懸命に働いて家計を維持したり，家事をして家庭を守ったりすることを，目下の最大の関心事と考えて生きてきた。

　身体的に健康で，社会において効率良く働く生活者としてのこうした自分が，それまでの彼らの経験を参照すれば，これこそ自分であると認識できる自分であった。この時，①〜⑤の〈生〉の各位相は，自らにとって納得のいくものとして受け容れられ，統合性は保たれていた。

◆さまざまな危機

　森山さんは，脳卒中になる前の自分のことを「会社人間」と称していた。「会社人間」は，健康で効率良く働けることに高い価値づけをする社会の中で，そのように振る舞うことを当たり前と考えて一生懸命に働く人間像である。森山さんは，それこそがほかでもないまさに自分の生き方なのだと考え，その生活を続けてきた。聴き取りをした他の多くの人々も森山さんと同様，自らを「会社人間」「仕事人間」「企業戦士」と呼び，脳卒中になるまでの数十年間を過ごしてきた。

　ところが，彼らはそうした人生の途中で，まったく思いがけなく脳卒中という病いに襲われた。脳卒中の発症は，まず個体としての生命の存続の危機として訪れる（＝①生命の危機）。やがて死の淵から引き戻されて，後遺症として手や足が動かなくなる，思った通りに話せなくなるなど，身体に障がいが残ることが明らかになってくる。それは彼らに，人が身体に拘束された受苦的な存在であることを先鋭化した形で突きつけ，身体がままならなくなるとかくも弱い存在であったのかを知らしめる。

　後遺症が失語症として現れると，他者とのコミュニケーションが難しくなったり，言葉で考えたりすることが難しくなったりする（＝②コミュニケー

ションの危機）。

　また，後遺症が片麻痺として現れると，さまざまな痛みが押し寄せたり，寝返りを打ったり立ち上がったり，食事や排泄をしたりといった，生きていくうえで必要な基本的な動作を行うことさえ難しくなったりする（＝③身体の危機）。彼らの中には，リハビリ訓練を行うことで失語症や身体機能を一定程度回復させ，コミュニケーションをとったり，基本的な動作を行うことができるようになったりする人も出てくる。だが，日常生活を営むのにさまざまな困難が伴う状態が長く続く人もいる。元と同じように言葉を操り，動けるように回復することは，きわめて稀なのである。

　さらに家族の1人が脳卒中になると，看護や介護をめぐり，家族の生活に亀裂が入ることもある。また脳卒中になった人が家計を支える人であったなら，収入を絶たれて生活の糧がなくなってしまうこともある（＝④家庭生活の危機）。

　それから，たとえ身体がある程度回復したとしても，「一人前の」仕事ができないからといって会社を辞めるように促されることがある。また，自らそのように考えて仕事を辞めたりすることもある（＝⑤社会生活の危機）。

第2節

脳卒中後遺症とともに〈生きる〉

 ## 脳卒中による「絶望」

◆「地盤が抜け落ちる」

　森山さんは，脳卒中の発症後，右半身が不自由になる右麻痺と，言葉が思うように発せられない失語症という後遺症が残った。元通りの復職はままならず，仕事が生きがいであった過去と現在とのつながりは突然，絶たれた。それまでの会社を中心にした他者とのつながりも多くは途切れ，日常生活はまったく変わってしまい，これからどのように生きていったらよいかと途方にくれるようになった。

　この状況は，森山さんの表現を借りれば，「自分の立っている地盤が抜け落ちるような破局の瀬戸際」に追い詰められる「絶望」としか言いようのないもので，森山さんはこの時，自殺さえ考えた。

　その中で森山さんは，入院中も退院してからも，リハビリ訓練を重ねてきた。毎日，激しい痛みに耐えながら数回に分けて腕の曲げ伸ばしをし，1時間程度の歩行訓練を続けた。この過程で，森山さんは杖を使って，まずは屋内，それから屋外を歩行することが可能になった。やがて，杖も使わず歩くことができるようになった。また，言語訓練を続けて言葉も徐々に回復してきた。利き手であった右手は，実際に何かをするために動かすことはできないが，その替わりに左手で食事をしたり字を書いたりすることを覚えた。

◆できること，できないこと

　復職の方途を探った時期もあったが，結局，復職はせず，「会社人間」と自他共に認めていた生活を一変させた。そして，家族と過ごす時間を大切にしながら，写真や書道などの趣味活動を行い，やがて患者会を主宰して同じ病気になった人の支援をしたり，地域の自治会活動で街づくりの推進に尽力し

たりするようになった。

　ここに至って森山さんは,「障がい者になった私が生きる方法など, あるの
だろうか」という問いに対して, かつて「ない」としか答えられなかった状
況から,「いくつもある」と答えられる状況になった。森山さんは発症してか
ら6年目の思いを, 手記にこう書く。

　　「突然の発症以来, すでに6年が経過した。長い年月だったの
　　か, 短かったのか。残りの人生が, あとどのくらいあるものな
　　のか…私には分からない。今の私に分かるのは, 私の障がいは
　　多かれ少なかれ, おそらく一生私についてくるだろうというこ
　　とである。6年目にして, ようやくそんな自分を素直に認めな
　　がら, 新しい自分を発見しつつあるというところだろうか」(森
　　山さん)

「新しい自分」の発見

◆新しい人生を切り開く「回生」

　このように森山さんは,「新しい自分を発見しつつある」と言い, 今までと
は異なる「自分」が立ち現れてくることに言及している。

　聴き取りをした人々の中には, 森山さんのほかにも, こうした肯定的な意
味で「新しい自分になった」「生まれ変わった」という感想を述べた人が何人
もいた。中には,「脳卒中になって良かった」と言う人さえいた。このように
思えることは, 彼らが「自分の立っている地盤が抜け落ちた」ような, どん
底の場所から立ち上がって, 再び〈生きる〉という方向に歩き出しているこ
ととと捉えられる。

　1995年に脳卒中を発症した鶴見和子は, 脳卒中からの回復を「いったん
死んで命甦る。それから魂を活性化する。そしてその活性化された魂によっ

て，新しい人生を切り開く」こととして，「回生」と概念化した［鶴見2001：
220］。今，ここにある障がいを持つ身体や実際に営まれている現実の生活を，
ほかならぬ自分のものであると受け容れたうえで，今まで以上の力を漲らせ
て，それまでとは異なる人生を切り開いていこうというのである。こうした
意味内容は，森山さんの次のような言葉にも表れている。

> 「障がいの受容は死と違う。御仏のままにというんじゃない。立
> ち上がって，なすんだから。決断と勇気がいりますよ。“まだ，
> 娑婆でやるぞ”というのが障がいの受容だと思いますよ」（森
> 山さん）

　以前とは変わってしまった現実の身体や生活を受け容れはするが，それは
決して人生を諦めたということではない。能動的に世界との関わりを持ち，
新しく人生を切り開こうというのである。「新しい自分」は，言葉や身体が不
自由であったとしても，仕事を持たなくなったとしても，それもまた自分な
のだと思い返せる自分である。

◆普遍的概念としての「新しい自分」

　筆者は，2008年からアメリカ東部に位置するマサチューセッツ州の脳損
傷者の患者会 Brain Injury Association Massachusetts（BIAMA）と交
流がある。BIAMAには，頭部外傷や脳卒中などで片麻痺や高次脳機能障が
いを持つ方々が集い，地区ごとに例会を開いているので，何度か参加させて
いただく機会もあった。その際に何人もの当事者の方々から，脳損傷になっ
てから「new me」になったという話が聞かれた。日本でも，脳卒中になっ
た後に「新しい自分」を発見すると当事者の方々が言っていることを紹介す
ると，「同じだね」と感慨深そうにおっしゃっていた。イギリスの患者会が実
施した脳損傷サバイバーを対象にした受傷後のアイデンティティを問う
2017年のアンケートでも，862人からの回答を得て，74%が脳損傷になっ

た後に「新しい自分」になったと答えていた [Headway 2017]。

　「新しい自分」は，かつて自らが持っていた経験を参照してみれば危機でしかない状況であっても，その状況に試行錯誤の働きかけをし，その過程で状況を自分で納得できると思えるようにしている。すなわち新しい体験を重ねて，それを自ら意味づけて新しい経験として蓄積しているのだ。

　自分のものとは思えないような，バラバラになった〈生〉の位相を再び統合性を持つものとして「新しい自分」は取り戻している。病いによって，痛みや苦しみをこうむって弱体化した身体や生活は，元通りにはならない。しかし，その弱くなったという地点は受け容れつつ，そこから新たな世界へと踏み出そうという受動的な能動性がここには見て取れる。

「出会い」と「変容」

◆他者との「出会い」

　その地点に至るまでには，医療専門職や家族や同じ病いを持つ仲間の助けを借りながら，何年にもわたる苦しいリハビリ訓練を続けてきたという過程があった。回復や復職のためにさまざまな可能性を探って挫折したり，成功したりしてきたというような，他者の支えを伴うさまざまな体験が堆積していた。こうした体験を自ら反省する時に，肯定的な意味を与え，新しい経験としていき，その経験を参照できるのが「新しい自分」なのである。

　本書では，弱くあることを受け容れて，その状況に能動的に働きかけながら，新しい経験をつかみ取る主体の立ち上がりを「変容」と概念化する。そして，「変容」を促す他者との相互行為を「出会い」と概念化し，病いの後を〈生きる〉ための条件として検証する。

　森山さんにとって，試行錯誤を経て「新しい自分」を発見したという認識は，〈生きる〉ことへの「希望」につながっていた。ただし，それは病いによって余儀なくされたものであり，そこでの「希望」は無限に広がるもので

はない。限定づけられ，不確実なものである。今までできていたことができなくなるという事実は動かせない。脳卒中の再発というリスクもあり，身体的に無理もできない。脳卒中とその後遺症としての障がいは，「一生ついてくる」ものなのである。鶴見が，「私の体は元に戻らないのです。だから前に向かって進むより，もう致し方ないんです」[鶴見2001：220]と言ったように，仕方ないという受動性を抱えている。

　しかし，その余儀なくされるという受動性，すなわち弱さを抱えた主体が立ち上がるというところに，本書のテーマがある。弱さを抱えた主体が立ち上がる時には，常に支える他者がいる。人は単独で立ち上がるのではない。それを本書では，「出会い」と呼ぶ。

◆「変容」して「希望」を持つ

　「新しい自分」については本書を通じて明らかにしていきたい。暫定的にいうとすれば，「新しい自分」とは，たとえ受苦的で受動的で弱くあったとしても，他者の支えを得ながら，困難な病いの後を〈生きる〉ことを決意し，〈生きる〉方法をいくつでも見つけることのできる能動性も兼ね備えた存在である。そして，以前とは異なるものとなった身体や生活を受け容れ，自分の〈生〉だけでなく，いかなる他者の〈生〉をも尊重し，配慮するまなざしを持てる存在である。

　また，その自分は過去の自分からの連続性を保ちつつ，かつ「変容」もしている。制限された状況においてさえ〈生きる〉ことは可能であり，現実の身体や生活を受け容れて，それもまた自分なのだと思い返せる存在が，不確実ではあるが「希望」を持つことのできる「新しい自分」なのである。

第3節

本書の意義

　本書の意義を3つほど述べておこうと思う。第1は，人が病いや障がいを持ちながら〈生きる〉ためには何が必要かということを社会に対して問題提起している点である。第2は，痛みや苦しみを抱えて〈生きる〉ということに再考を促している点である。第3は，患者会の重要さとピアサポートの可能性について示している点である。

「社会的疎外状況」から「共に生きる社会」へ

◆「社会的疎外」

　まず，第1の社会に対する問題提起ということについて述べる。今日，医学の進歩や医療の整備ならびに社会的要請を受け，従来なら救命が不可能だった状態の人々の命を救える可能性は飛躍的に高まっている。それに伴い病いや障がいを持つ人々は増加している。また，老いることは病いや障がいを伴うことであるが，高齢化の進展も，病いや障がいを持ちながら生きる人々の状況を増幅させている。

　その一方で，あるいはそれにもかかわらず，病いや障がいを持つ人々や高齢者は社会の周辺領域に追いやられ，心理的にも経済的にも不安定なままで取り残されている状況がある。彼らがそうした状況に憤りを感じていることは，想像に難くない。

　アンセルム・ストラウスらは，わずか数人を相手にかろうじて保たれるような社会的接触しかない状態を「社会的疎外（social isolation）」と言った。そして，それは憂慮すべき事態であるという認識を示した［Strauss 1984=1987:97］。脳卒中になった人々は「家族に見守られながら生活している」とみなされることがあるが，社会的な接触から遠ざけられて，家の中に閉じ込

められているような「社会的疎外」の状況にあるというべきであろう。人々
は，外出といえば病院に行くだけで，毎日，ほとんど家の中で限られた近親
者との交流しかないような生活を強いられているのだ。

◆共生社会へ

　彼らは，そのような生活に満足しているのだろうか。もちろん，そうした
生活の中に喜びを見出す人々もいるだろう。しかし，意に反してそうした生
活を強いられ，「希望」を見出せないで苦しんでいる人々も大勢いるのではな
いか。この状況は，P. フレイレが「世界とともに，他者とともにありつづけ
る存在，すなわち人間になることを押しとどめられている」と言った問題，
H. アーレントが「他者との応答関係を奪われた見棄てられた境遇（Verlas-
senheit)」と言った問題をはらんだものとして捉えるべきではないか [Freire
1970＝1979：262，Arendt 1958＝1994]。

　それなのに，そうした問題があることさえ，人々から認識されていないの
が，この社会の実情でもある。人が身体的存在として生きていくかぎり，わ
れわれの誰もが病気になったり，障がいを持ったりする可能性を持っている。
それにもかかわらず，病いや障がいを持つ人の声はかくも小さく，医療専門
職や行政当局などといった社会の中で一定の地位を持つ，健康で健常な人の
大声にかき消されやすい。このような状況の下で，脳卒中になった人々が痛
みや苦しみを抱えながら〈生きる〉という経験を明らかにし，そのための課
題をひとつひとつ拾い上げていくことは，共に生きる社会の創造につがなる
きわめて現代的な意義があると考えられる。

「弱い主体」の可能性の提示

◆「弱い主体」への注目

　次に第2の，人が〈生きる〉ということを再考するという点についてであ

る。本書では，病いを持つ人に限らず，現代社会において痛みや苦しみを持つ主体がいかに生きるかというテーマの再考を喚起している。

　高齢化や超高齢化が進行しているにもかかわらず対応は後手に回り，施設が不足したり，医療費が抑制されたりしている。障がい者に対しては，「共に生きる」というスローガンが表明されているのに反して，生活保障は次第に切り詰められている。人を勝ち組と負け組に二分する社会的不平等が進行し，ひとたび負け組となると，人としての価値を貶められたりする。高齢である人や障がいのある人，社会的地位が低かったり，経済的に貧しかったりする人，すなわち弱くある人々は，この社会において徹底して〈生きる〉ことを制限されている。このような社会においては，人としての豊かさ，社会の豊かさを見出すことは難しい。

◆インクルーシブデザインへの接続

　むしろ，弱くある人々が自らの存在を否定されたような状況の中において，〈生きる〉ための可能性を紡いでいる姿にこそ，人としての豊かさを見出し，社会の豊かさを構想するヒントを得ることができるのではないか。今こそ，痛みや苦しみを持つ主体というテーマを立てることが緊要である。

　そのためには，近代的主体像である能動的主体だけを前提にしていては難しい。弱い者の痛みや苦しみの中から出発する本書は，強い者や自立した個人から出発するこれまでの社会学における主体像に対して，弱さを抱えながら，支え合いの中で〈生きる〉という「弱い主体」をオルタナティブとして提示する。

　こうした「弱い主体」は，この社会の課題をいち早く見出し，解決に向けた方向性を示すことができるだろう。「インクルーシブデザイン」の発想は，まさにここが出発点である［井坂2019］。「弱い主体」からこの社会を見ることは，現代における主体の再検討を促し，新たな社会を切り開く可能性を展望する。

患者会やピアサポートの意義

◆「病人役割」の変容

　第3は，患者中心の医療や，当事者や市民が医療に関わることについて論じている点である。患者会やピアサポートについて，近年注目が集まっている。これまで患者は，病気になると身体の痛みだけでなく，精神的に動揺・絶望し，就学や就労を諦めてしまう精神的・社会的な痛みを持つ存在と考えられてきた。T. パーソンズは，病人に対する社会からの期待を，「通常の社会的役割から免除される権利」や「病気から回復する権利」という「病人役割」で示した [Parsons 1950]。病気になると，仕事や学校を休むことが認められたり医療を受けられたりするので当事者にとって利益となる一方で，慢性疾患や障がいのような場合，長期にわたって働いたり社会参加したりする機会を奪われるという不利益になることがある。このような状況の中で病者や障がい者は，社会から隔絶され疎外されることになり，「スティグマ（負の烙印付け）」をこうむることになる [Goffman, 1963]。

　しかし今日，従来の病人役割とは異なる「新しい病人役割」が示されている。それは，治療を受けつつ，スティグマや差別から自由になり，仕事ややりたいことを諦めることなく続け，経済的にも安定するというあり方である [細田2022]。実際に病気や障がいがあって治療を続けながらも，就学・就労したり，日常生活を送ったりすることを望む人，または実践している人が増えている。病いや障がいとともに生きるためには，医療者や家族だけではなく，同僚や地域社会などからの広いエンゲージメントが必要となる。

　そして，こうした従来とは異なる「新しい病人役割」を広く知らせ，自らロールモデルを示している患者団体が，今，各地で設立されて活動を行っている。そうした団体は，さまざまな疾患ごとのものから疾患横断的な総合的なものまで，地域的なものから全国的なものまで多様であり，「健康に関する社会運動」が起きているといえるだろう。

◆広がるピアサポート活動

　病気や障がいを持ちながらの就労や地域生活を職場や家族が理解できなかったり，本人自身が諦めてしまったりすることがある。病気や障がいの当事者はなかなか一歩を踏み出せないでいる。そこで，病いを持ちながら生きることを支える患者会や当事者団体や市民などを交えたチーム・アプローチが必要になる［細田2021］。当事者・市民など医療の利用者は，専門家では気づかないことを伝えたり，専門家と協働して他の患者・利用者の大きな支えとなったりする。患者当事者（＝ピア）が相談にのったり支援をしたりすることもある。これは，ピアサポートといわれている。そして，ピアサポートを行う当事者はピアサポーターと呼ばれている。ピアサポーターは，病気や障がいへの向き合い方，就学や就労に対する不安への対処などについての経験知を持っている。そこで，不安を抱える患者に対して，経験知を基に相談にのったり支援をしたりすることができる。

　誰もがピアサポーターとしての活動ができるわけではないが，一定の知識や技術に関する研修を受けたうえでピアサポートが行われることは，患者の治療やリハビリテーションや生活の再建への効果が期待されている。それだけでなく，ピアサポートを行う当事者自身にとってもエンパワメントとなり，自信につながることが指摘されている。

　患者団体は，患者のエンパワメントやピアサポートなどに大きな役割を持つ。病いや障がいを持ちながら，就学や就労，また地域で日常生活を送るには，患者・医療者間の良好なコミュニケーションにより決定された治療方針，さらには患者自身の病気や障がいに対する心構えやセルフケアが必要である。そこで，経験ある患者当事者が，患者・医療者間のコミュニケーションの溝を埋め，また患者に病気への向き合い方，セルフケアのアドバイスを行うピアサポートがきわめて重要となる。ピアサポーターは，当事者の医療への参画として，そしてチーム医療の一員として，一部ではあるが医療従事者の側からも強く求められている。

〈生きる〉ことの危機
——自明な世界の崩壊

第Ⅱ章

脳卒中の発症は，
今まで当たり前として送ってきた人生や生活が，
突然崩壊するような経験となる。
今までとはまったく異なる世界に
連れ込まれたような気持ちになり，
「希望」を失い，「絶望」の状況に追い込まれる。
ここでは，〈生〉をかたどる5つの位相——
①生命，②コミュニケーション，③身体，
④家庭生活，⑤社会生活——
を援用して，発症によってもたらされる
危機について描き出す。

Ⅱ

脳卒中の発症

Ⓐ 突然の発症

◆ある日，突然に

　脳卒中になることは，まったく偶然に，痛みや苦しみを余儀なくこうむることである。脳卒中になって4年目になる福田さん（仮名）は，このように言っていた。

> 「病気になった時，こんな恐ろしい病気だと思わなかった。リハビリすれば治ると思っていたんです。こんなにいろんな症状というか，突っ張ったり，歩きにくかったりすること，あるんだと思いました。倒れた時は，案外楽天的だったですが，後遺症が恐ろしい。人によって違いますし，とっても辛い病気です。こうすれば治るというのがはっきりしていませんものね」（福田さん）

　聴き取りをした中でも，脳卒中による身体への影響は人によって異なっていた。そして脳卒中を生きる〈生〉もまた，それまでの生き方，職業や家庭内での役割や性別などにより，人によって異なっていた。しかし，ある時，突然，痛みや苦しみがやってくるという認識は誰もが共通して持っていた。脳卒中の「卒」には「にわかに」という意味があるが，脳卒中はその名の通り，仕事をしている時でも，自宅でくつろいでいる時でも，ある日，突然に襲ってくる病いなのである。

◆仕事中の発症

　赤木さんや瀬古さんは，仕事をしている最中に，突然，脳卒中になった。

赤木さんはプラント会社の営業職であった1986年2月，50歳の時に脳梗塞で倒れた。会社で会議中，同僚と話している時に突然「あっ」というような声を発し，そのままの形で口が動かなくなった。赤木さん自身は意識を失い，その後どうなったのか分からなくなったが，15分後には救急車で会社近くの病院に運ばれていた。

　瀬古さんは建築会社の営業職であったが，2002年2月，営業に回っていた出先で正座している時，足に痺れを感じた。やがて手にも痺れを感じてきたので，これは普通ではないという気がして帰ろうと思った。鞄を持って席を立とうとしたが，手に力が入らずに鞄を落としてしまった。ますます普通ではないと思った瀬古さんは，大げさかと思ったが自分で病院に行ったところ，脳梗塞を発症していたと診断された。この時，瀬古さんは54歳であった。

◆自宅での発症

　自宅でくつろいでいる時に脳卒中になった野中さん，日野さん，辺見さんのような人もいた。

　野中さんは1990年，57歳の時に脳血栓で倒れた。建設会社に勤務していたが，3年間の単身赴任を経て会社役員として本社に戻り，再び家族と同居できるようになったばかりの時であった。倒れた当日は，役員として初めて役員会に出席した日であり，その晩，風呂の中で倒れたのだった。野中さんは浴槽の中から妻に「助けてくれ」と大声で言い，その後のことは覚えていない。妻は野中さんに毛布をかけ，急いで救急車を呼んだ。

　日野さんは，主婦業を行うとともにピアノ講師としての仕事もしていた。脳梗塞になったのは1997年9月で，満60歳の誕生日を迎えたばかりの時であった。前日はひどく疲れる感じがしたので，毎晩つけている家計簿を書くことができず早々に寝ていた。翌朝起き上がると，力が抜けていくような身体の変化を感じた。しばらく様子をみていたが，やがて身体にまったく力が入らなくなり，崩れ落ちるようになってきた。これはおかしいと思い，ちょうど日曜日で家にいた夫に伴われて病院に行き，脳梗塞を発症しているとい

う診断を受けた。

　辺見さんは2000年5月，ちょうど60歳の時に脳出血で倒れた。当時，辺見さんは，ホームヘルパーとして介護の仕事をしていた。ヘルパーとしての経験は7，8年で，登録していたホームヘルプ協会から厚い信頼を得ており，多くのいわゆる寝たきりの人や植物状態と呼ばれる重症の人を担当していた。ある夜，自宅でくつろいでいる時，身体の力が抜けてきておかしいと辺見さんは思った。自分の身に大変なことが起きたと感じ，夫にすぐ救急車を呼んでもらい，病院に向かった。

◆病院や海外での発症

　病院の中で脳卒中になった人もいた。江藤さんの場合は，1994年6月，50歳の時に，病院の集中治療室のベッドの上で発症した。数日前から胸が苦しくなっていたので，心臓をみてもらうために病院の循環器内科を訪れたところ，すぐに入院するように言われた。そして，集中治療室に運ばれて心電図などいろいろな検査機器をつけられ，検査が行われた。その検査の最中に，江藤さんは脳梗塞になったのだった。

　それまでの江藤さんは2人交替の職場で調理の仕事をしており，急に休むことができなかった。また病院嫌いであったため，普段は体調が少々悪くても我慢して仕事に行っていた。家族が病院に行くように言っても，いつも生返事でなかなか行きたがらなかった。しかし，脳梗塞になったその日は，妻が「なんかおかしいんだったら病院に行こう」と言うと，「ふんふん」とうなずき，妻が拍子抜けするくらい素直にその声に従ったのだった。

　発症に先立って，頭痛やだるさといった予兆を感じている人もいた。しかし，仕事や生活に追われ，まさか自分が脳卒中になるとは思わず，疲れているだけだと思って病院に行かずに過ごしていた人も少なくない。

　海外出張中に脳卒中になった人もいた。福田さんは1999年，54歳の時にイスラエルの中心都市テルアビブで脳梗塞を発症した。福田さんは大手メーカーの海外事業部にいて，それまでに40カ国に300回以上もの出張をこな

し，通算6年の海外駐在も経験してきた。発症したのは，日本に帰国する前の晩，ホテルに宿泊している時のことであった。

　福田さんは，一緒に宿泊していた部長の部屋に電話して身体の異変を知らせ，その後，何人かの社員が部屋まで来てくれた。彼らの顔を確認したのを最後に，福田さんは意識を失った。テルアビブでは，元首相が暗殺された時に運び込まれたというイスラエル有数の病院に入院した。それで，「命は助かるだろう」と思ったが，「海外で倒れてしまってもう日本に帰れないかもしれない」とも思ったという。

　このように脳卒中は，いつもと変わらない日常の生活を送っている中で，ある日，突然に襲ってくるものであった。外で仕事をしている最中であろうが，自宅で食事中であろうが，病院にいても海外にいても，いつでもどこにいても何をしていても唐突にやってくるのであった。

自明な世界の崩壊

◆当たり前の世界が崩れる

　聴き取りをした多くの人々にとって，身体的に健康で，自立した大人として他人に迷惑をかけることなく，家族の，そして社会の一員として活動するということは，それこそまさに自分であると認識できる生き方であった。彼らはそうした自分がこの世界に生きていることに，何の疑問も持っていなかった。

　脳卒中になるまでの彼らにおいて，①生命，②コミュニケーション，③身体，④家庭生活，⑤社会生活のそれぞれの位相は，どれひとつ欠けることなく充足され，〈生〉は統合性を保っていた。このように生きている時に，突然，脳卒中になったのである。

　脳卒中の発症は，①生命を危うくし，②他者とコミュニケートする能力を奪い，③身体の機能を低下させて自分にとってよそよそしいものにし，④家

族生活を危うくし，⑤職業生活に代表される社会生活を奪った。この状況は，彼らが当たり前だと思っていたものとは大きくかけ離れており，自分のものとしてとうてい納得できないものであった。

　ここでは，〈生〉を成り立たせている各位相が危機に陥っている。各位相が危機に陥ることによって，それまで統合されていた人々の〈生〉は分裂させられ，〈生きる〉ことそれ自体が危機に晒されるようになる。それは，今まで自明であった世界が突然，崩壊してしまうような危機である。

◆次々に押し寄せる危機

　まず，生命の危機が訪れる。聴き取りをした誰もが，自らの死が間近に迫っているとはほとんど考えず，仕事をしたり，趣味を楽しんだりしながら日常を生きてきた。それが突然，死ぬかもしれないという事態になるのだ。

　それから，身体が大きく変わる。言葉や手足は，もはや自分の自由になるものではなくなってしまう。聴き取りをした多くの人々にとって，言葉を介して他者とコミュニケートして，自由に動けることは当たり前のことであった。ところが，脳卒中になって，自分の意志通りには話せなくなったり，動かない身体を持ったりという，それまで経験したことのない状況に陥ることになった。今の自分は，経験として知っていた元の話せる自分，身体を動かせる自分とまったく違うものであり，脳卒中以前と以後の2つに分裂したように思うようになる。

　脳卒中の後の身体は，彼らがそれまで持っていた身体の経験を参照していては，管理することができなくなっている。たとえば通常，われわれは，話す時に口をどんな形にするか，舌をどのように動かすかなどとは考えない。歩く時に，右足の次に左足を前に出したり，睡眠中に寝返りを打つ時に体躯と同じ方向に腕を移動させたりすることは特別に意識せずに行っている。それでも転んだり，腕をひねったりして怪我をすることはない。現実の身体は，習慣として身についた動きをしてくれるからである。

　当たり前として行われていたことは，脳卒中の発症によってまったく変え

られてしまった。もはや食事や排泄はおろか，寝返りを打ったり，起き上がったりすることにさえ，いちいち困難が伴い，時には他者からの介助が必要となった。家族の世話をするどころか，自らが家族からの世話を必要とするようになり，生きがいとまで思っていた仕事も続けられなくなってしまった。ここに至って，これまで当たり前だと思って過ごしてきた生活は当たり前ではなくなった。彼らは家庭生活，職業生活の自明性をも失うのだった。

第2節
危機の諸相

A 生命の危機──第1の位相

◆生きるか死ぬかの瀬戸際

　脳卒中の発症は，まずは生命の危機を人々に突きつける。いつもと同じように日常生活を送っている中で，人々は何の前触れもなく，「生きるか死ぬかの瀬戸際」に立たされるのである。

　突然，襲ってくる脳卒中は，人々に死の感覚を呼び起こさせていた。疲れやすい，だるいなどといった身体の変化を予兆として感じている場合であっても，本人にとって脳卒中になることは，日常の生活の中で突然，生命が危機に晒されるという非日常的な体験である。

　二谷さんは51歳で発症した。二谷さんは会社で部下たちと仕事をしている時に発症し，すぐに救急車で病院に運ばれた。二谷さんの父親と父方祖母は，共に脳卒中で亡くなっていた。発症年齢は，父親は45歳の時，父方祖母は60歳過ぎの時であった。そのため，二谷さんは自分もいつか脳卒中になるのではないかと日頃から思っており，発作が起こった時は「もう僕は駄目だ」と死を思った。それでもまさかこの日，この時に自分の身に起こるとは思っておらず，恐怖に襲われたという。

◆救急救命室での医療

　病院に到着して，脳卒中になった人がまず最初に連れて行かれるのは救急救命室である。病院では，家族や近くにいた人の話から脳卒中である可能性が高いと診断されるが，確定診断を得るために頭部CT（コンピュータ断層撮影）またはMRI（磁気共鳴断層撮影）による検査が行われる。

　こうした検査によって，脳のどの部分がどのような状態になっているかが分かり，脳梗塞なのか，脳出血なのか，くも膜下出血なのかといった診断を

つけることができる。そして，手術をするか投薬による保存的治療にするかといった治療方針が，医療専門職によって立てられる。

　脳卒中の中でも最も発症者数の多い脳梗塞の場合，一般的な治療は内科的な薬物療法であるが，場合によっては外科的な手術が適応になることもある。専門の医師が揃っている病院では，基本的に内科的治療の場合は神経内科医が，外科的治療の場合は脳神経外科医が行っている。脳出血の場合は，内科的治療か外科的治療が状態に応じて適用される。

　また，脳の損傷の状態が分かることによって，将来的にどのような障がいが残るかといったことも診断されることもある。そして医師から理学療法士や言語聴覚士へとリハビリ訓練のオーダーが出されることもある。

◆ICU（集中治療室）での医療

　脳卒中を発病してすぐから3，4日までは急性期といわれ，彼らはICUと呼ばれる重症患者用の病室で過ごしていた。病院という場所自体，普段馴染みのないものであるのに，ほとんどの脳卒中患者が最初に運び込まれるICUは，さらに見慣れない特別な場所である。

　ICUは，外科系，内科系を問わず，生命の危機にある重症の患者が1カ所に集められ，通常よりも多くの医療専門職によって，重点的に治療や看護が行われる場所である。ここへの見舞い客の立ち入りは禁止されており，家族でさえ面会が厳しく制限されている。普通の人にとってICUは自分がそこに入院しないかぎり，ほとんど知ることはできない場所である。

　病院によって規模や設備は少しずつ違うが，ICUには人工呼吸器，心電図，点滴装置などが所狭しと置かれ，いかにも物々しい様子をかもし出している。驚くのは医療専門職の多さである。ICUにいる患者の数より多い看護師，医師などが，注射，点滴のボトルやガーゼの交換，血圧や脈拍の測定，記録紙への記入など，何かしらの仕事をしている。

◆ICUという非日常的な場

　ICUで患者は常時，監視され，管理されている状態である。そこにいる患者は重症の人ばかりである。時折，家族の泣き声が聞こえてくる。聴き取りをした人々の多くは，ICUでは意識を失っていて，どんな治療がされたかほとんど覚えていなかった。しかし意識のある状態で導尿され，いくつもの点滴をされ，これはただごとではないと思うようになった人も中にはいた。

　ICU在室が長くなると，患者がせん妄などの精神症状を示すことがあり，それはICU症候群といわれている。このICU症候群は，一般病棟に移るようになると回復することが多いという。ICUの非日常性は，いかにも患者を精神的に追い詰めるようなものである。ICUは，E. ゴフマンが全制的施設（total institution）と呼んだ外側の世界から切り離された，監視され統制される空間の特徴を純化した形で兼ね備えている[Goffman 1961＝1984]。脳卒中を発症する直前までいつもと変わらぬ日常生活を送っていた人々は，ここでまるで見知らぬ恐ろしい世界に迷い込むことになる。この状況は彼らにとって，〈生〉はもはやこれまでと同じように続いていくものではなく，途切れてしまったかのように認識されるのである。それはまさしく自明視された世界の崩壊であり，彼らにとって生命の危機なのであった。

◆緊急課題である脳卒中医療の整備

　森山さんは，脳卒中になった時，足に痛みを感じてはいたが，新製品の展示会を主催する立場であったので，痛みをこらえて仕事をしていた。その時，たまたま妻が看護師をしていたという顧客夫婦と話した。そして，その尋常ではない様子に気づいた顧客の妻に，急いで病院に行くべきと言われた。そこで，すぐに会社の健康管理医に電話をし，脳外科専門病院を紹介され，検査や治療をスタートさせることができた。

　一方で，脳卒中になった人の中には，意識障がいがなく，単なる疲れかと考えて病院に行くのが遅れる人もいる。あるいは病院に行ったとしても，問

題ないからと自宅に帰されることがある。また内科や各科を回らされて，なかなか診断がつかないうちに状態を悪化させてしまう人もいるという。

　脳卒中の専門病院はまだ少なく，総合病院でもストローク・ユニット（脳卒中専門治療室）があるところや，脳卒中を専門に診られる医師がいるところは限られている。病院では必ずしも脳卒中を専門としているわけではない脳外科や神経内科や循環器内科の医師たちが，脳卒中患者を診ることも多いという。

　もちろんこうした現状の医療においても，脳卒中の救命医療を熟知した経験豊富な医師もいるだろうが，必ずしも全員がそうというわけではない。しかし，脳卒中になった人々にとって，それでは困るのである。脳卒中の標準的な治療法が確立され，どの病院でも一定の質が保証された医療が受けられるよう医療制度が整備されることは，急務であろう。

コミュニケーションの危機
──第2の位相

◆失語症──言葉を失う

　生命の危機からひとまず脱出した後には，脳卒中の後遺症として言語や身体にさまざまな変化がやってくる。言語において現れる後遺症は，失語症といわれるコミュニケーションの障がいである。一般に，脳の左半球が損傷すると右半身の麻痺や失語症になり，右半球が損傷すると左半身の麻痺になるといわれている。

　失語症になると，言われたことの意味を理解することが難しくなったり，何かを見てもそれが何という名前であるか分からなくなったりする。人によっては，字が読めなくなったり，書けなくなったりする。言いたいことがあっても，言葉として出てこないこともある。一方で言葉が溢れるように出てきて，意味をなさない話し方になることもある。

失語症になることは，しばしば，見知らぬ外国語を話す世界に放り込まれたような状況と説明されることがある［佐野・加藤1998］。相手の話している言葉がよく聞き取れず，聞き取れたとしても内容を理解できない。話をしようとしても，言いたいことは頭に浮かぶのだが，どのように声に出せばいいのか分からない。あるいは，声に出したとしても意味をなさない言葉になってしまう。

◆人生の目標を奪われる

　失語症の症状の程度や現れ方は，身体の麻痺の場合と同様に，人によって異なる。

> 「自分で言葉をしゃべっているつもりでも，周りの人には通じなかったですね。分かんないことが多くありました。これからどうなるか分からないですね。私は，この病気があること自体，まったく分からなかったですね」（木谷さん）

　急性期の病院からリハビリテーションを専門に行っている病院に転院してからも，木谷さんの失語症はなかなか良くはならなかった。

> 「初めH病院に行って，その後，リハビリ病院へ…。6月から8月初めに行ったんです。そこで私の言っていること，周りの人，分からないんですね。言語の訓練で行っても，もっと初期的なことができない。小3くらいの国語のドリルをやったんですが，言葉が抜けていて。足したり，足し算や引き算なんかの計算をしたり。
> 　言葉より，考えたりする能力がまったくなくなっちゃった。失語というと，言葉だけをみんな考えるんですが，元になる脳，使いものにならないですね。8月までそこにいたんですが，い

てもしょうがないから帰って来ちゃった。

　帰っても，自分で言葉が言えない。人が言うことは分かるんですが。困りまして。そんでも何も言えないし，考えることができない。考えること，しゃべること両方できない。

　"公園に行きたい" と言いたくても，公園の名前を言えない。言葉を言えないっていうことと，分かっているけど言えないっていうこと，両方あるんですよ」（木谷さん）

　木谷さんが脳卒中になったのは，定年退職を目前に高校教師の職を辞して，自らの経験を元に教育論に関する本を書こうと意欲を持って取り組んでいる最中であった。教育の実践者から評論家になろうと人生の転機を自ら決め，その目標に邁進しようとしていた矢先に，右麻痺と失語症になり，文章を書くことに支障をきたすようになってしまい，望んでいた人生を歩む方途を突然に余儀なく絶たれてしまったのだ。

　木谷さんにとって言葉を失うということは，何よりも辛いことであった。脳卒中の発症は，「自分のそれまでの人生はなんだったのか」「言葉を失った自分，考えることができなくなった自分は，自分ではない」というような気持ちを抱かせた。

◆自己の尊厳が揺さぶられる

　江藤さんも重い失語症が後遺症として残った。江藤さんの場合，右足の麻痺は比較的軽く，ICUを出てから1週間もすると，手すりにつかまりながら階段を上り下りすることができるほどになった。ただし，失語症と利き手だった右手の麻痺が残った。

　江藤さんは，ICUから一般病棟に移った後は，テレビやラジオを見たり聴いたりしてよい環境になった。しかし，以前のように言っている内容を理解することができなくなっていたので，病室で他の入院患者がテレビやラジオをつけたりすると，そのことだけで苛々することがあった。字もすっかり忘

れてしまい，それまでは毎日読んでいた新聞を読むこともできなくなってしまった。江藤さんの妻は，発症後の江藤さんの入院生活を思い返してこう言う。

> 「何しろ顔の表情ないしね。溜息ばかり。病室でもしゃべらないからコミュニケーションないでしょう。言葉が分からないからテレビも見たくないでしょ。そういう気持ちになれなかったんじゃないかな」（江藤さんの妻）

　江藤さんは，それまでであったら難なく伝えられていた，要求ともいえないまでの用事を他者に伝えることにいちいち困難を感じるようになった。病院では，看護師とのコミュニケーションがとれないで，焦燥感を持つこともしばしばあったという。たとえば，江藤さんは入院中，食事の米飯の量を減らしてほしいと思ったり，ラジオの音を小さくしてほしいと思ったりしたことがあった。これらは一見些細な要求であるが，江藤さんは失語症のため，それらを自分から伝えることができなかった。

　そうしたことが解決されないままに放置されると，やがて医療専門職が自分のことを尊厳ある人間としてみなさずに，粗末に扱っているのではないかという大きな問題として受け止められるようになった。自分でできることや伝えられることが極端に減少することは，身体の可能性が縮減されたと認識されることである。それは身体の問題だけに止まらず，自己の尊厳に関わる問題にもなっていた。

　退院後の江藤さんは，自宅で1人ソファに座り，よく溜息をついていたという。妻によれば，その目はアフリカのサバンナから動物園に連れて来られた野生の動物が，何でこんなところに連れて来られたのだろうと，故郷を思い浮かべているようであったという。「今の自分は，本当の自分の姿ではない」，その時の江藤さんは，そのような思いを抱いていたのだ。

　聴き取りをした多くの人々にとって，言葉はなくてはならないものであっ

た。彼らも言葉によって他者と交流を持ったり，事物の意味を認識したりしていた。失語症になってそうした言葉を失うことは，人として〈生きる〉ということに根底から揺さぶりをかけるようなコミュニケーションの危機なのであった。

身体の危機──第3の位相

◆半身の麻痺──よそよそしい身体

　失語症のほかにも，脳卒中になると手足を含む半身に麻痺という後遺症が残ることがある。生命の危機を脱してICUから一般病棟に移るようになると，それまでと比べて，従来，営んできた日常生活に少しだけ近づくようになる。たとえば，点滴で行われていた栄養補給は中止され，口から食事が摂れるようになる。導尿のためのカテーテルは外され，トイレで排泄できるようになる。病室の中や病棟の一角にはテレビやラジオがあり，新聞が置かれていることもある。

　脳卒中になった人々は，それまでの日常生活に近いことができる環境に置かれる。だからこそ，かえって以前と比べて自分のできなさ，すなわち麻痺による身体機能の低下や欠如を自覚することになる。

　口から食事を摂れるようになるといっても，舌や喉も半分が麻痺しているため，噛んだり飲み込んだりすることに違和感を持つこともある。誤嚥してむせてしまったり，思いがけず涎が垂れてしまったりすることもある。利き手で箸やスプーンを扱うことが至難の業になってしまったり，ほとんどできなくなってしまったりすることもある。自分1人では食べ物を皿から口に運ぶことができず，介助が必要になることもある。

　また，トイレで排泄できるようになるといっても，転倒の危険があるというので，その都度，看護師に「トイレに行きます」と声をかけなくてはいけない。トイレまでの移動，しゃがむ動作，排泄のための脱衣や着衣を手伝っ

てもらわなくてはならないこともある。

　身体が自分の意志通りに動くことが当たり前であった人々にとって，起き上がる時，歩く時，食事をする時，手のどこの筋肉を動かそうとか，どちらの足から最初に動かそうかとか，特別に意識することはない。聴き取りをした人々も，特に意識することなく手足を動かして，起き上がったり，歩いたりしていた。

　ところが，脳卒中の発症によって，この当たり前の身体の在りようは変わってしまった。自由に動いていた手や足は，もはや自分の意志で動くものではなくなってしまった。その結果，人々はその手足を，胴体に付いてはいてもまるで自分のものではないかのような，よそよそしいものと感じるようになっていた。

◆早期リハビリの意図せざる結果

　近年では早期リハビリが推奨され，入院直後から2, 3日以内にリハビリが始まる。この時期のリハビリの主たる目的は，脳卒中の治療のために，あるいは麻痺で体を動かせないために生じる肺炎や褥瘡（床ずれ）といった二次的な疾患・障がいや拘縮などの廃用症候群を予防するものであり，理学療法士などによって他動運動がなされる。

　しかしながら，この他者から手足を動かされたり，身体の向きを変えられたりすることは，脳卒中になった人々にとって，自らの意志では動かなくなった身体を思い知らされることと受け止められていた。他動運動や体位交換といった医療専門職による治療や看護は，彼らにとって手も足も動かせない，寝返りも打てないという，自分の裁量ではどうにもならない受動的な身体を見せつけられることになってしまうのだ。このことによって，彼らは身体能力の喪失を思い知らされ，かつてそうであった自分の身体がまったく異なるものになってしまったという経験をする。

　本格的にリハビリ訓練が始まる時には，どのくらい脚や腕の曲げ伸ばしができるかという検査（可動域検査）や言語機能の検査が機能評価として行わ

れる。麻痺した手足をどこまで動かせるのか動かせないのか，何が言えるのか言えないのかということが，客観的な基準で評価され，判定される。

　これは，医療専門職にとっては治療の目標や訓練の計画を立てるため不可欠な行為である。だが，彼らにとっては，脳卒中によって，どれくらいのことができなくなったかということを徹底的に教え込まれることでもある。自分ではコントロールできず，他者から判定される身体であることを認識させられる体験を経て，彼らは身体の受動性を痛切に感じざるをえなくなっていた。

◆それぞれの麻痺の現れ方

　麻痺した手足に激しい痛みや痺れを感じる人もいた。瀬古さんの左手はまったく動かないわけではないが，痺れがあり，椅子から立ち上がる時に，思わず手をついたりすると激しい痛みが走った。だが，麻痺の痛みはなかなか他者に分かってもらえないという。瀬古さんは，「見た目には分からないけど。こうやって，動くでしょ。だから，よけい大変だね」と言っていた。

　同じ麻痺という言葉で総称される症状を持つ人であっても，麻痺による身体感覚は人によってさまざまであった。まったく何も感じない人もいれば，激しい痛みを感じる人もいた。森山さんは，「サイズの合わない洋服を着ているような締め付けや突っ張り」「全身を鋭い針で刺されているようなピリピリとした鈍い痛み」と麻痺の痛みを表現していた。

　麻痺は，感覚を喪失していると思われることが多い。そのため，人々が麻痺によって痛みを感じていることは，一般に理解されにくい。また脳卒中では，身体を動かすための運動神経は障がいされても，痛みなどを感じる知覚神経は保たれることも多い。だが一部とはいえ，このことを医療専門職さえ理解しておらず，麻痺の身体部位は知覚も麻痺していると信じ込んでいる。そして彼らが痛みを訴えてきても，「気のせい」「痛いはずはない」と言って取り合わないこともある。

　片麻痺では，片手や片足が麻痺するだけでなく，顔面，喉，体躯すべての

半身が麻痺する場合も多い。顔の筋肉に力が入らないため，涎が垂れてしまったり，飲み込む力が低下して嚥下が困難になったりすることもある。麻痺側の脇腹や腹に痛みを感じる人もいる。目が痛いと感じたり，舌が麻痺していると感じたりする人もいる。しかし，そうした痛みや不快感に対して，医療的には対処する用意はほとんどないという。

◆二次的な身体の損傷——脱臼と転倒

　聴き取りをした人々の中には，病院に入院中，肩の脱臼や転倒をしたことのある人が何人かいた。右麻痺の森山さんや江藤さんは右肩を脱臼したことがあり，祖父江さんは転倒したことがあった。

　森山さんが脱臼したのは，ICUから一般病棟に移ってしばらく経ったある日のことであった。寝返りを打とうとして身体をひねった時，麻痺側の右腕に上体を乗せてしまい，その重みで右腕を脱臼してしまったのだ。通常，私たちは寝返りを打つ時，身体をひねるのと同時に，肩の関節をずらしたり，上体の下に入り込まないよう腕を投げ出したりということを特に意識することなくしている。それは何も寝返りに限らない。椅子に座る時は，背もたれや座席にぶつかって痛い思いをしたり，怪我をしたりしないように無意識に家具などから腕や足をよける。座ったら手を膝の上や，机やテーブルがあればその上に置いたりする。

　森山さんも，何気なく寝返りを打とうとしたのだが，それまでだったら無意識に動いていた身体がまったく動かず，怪我をしてしまったのであった。森山さんによれば，脱臼すると「腕を肩から切り落としたくなるほど痛い」のだという。

　祖父江さんは，トイレに行こうとベッドから立ち上がろうとした時に転倒してしまい，腰を床に打ちつけて打撲傷になったことがあった。祖父江さんは左麻痺であり，トイレに行きたい時は必ずナースコールをするように看護師から言われていた。しかし，「トイレの度にいちいち看護師の手を煩わせることもない」「1人で行ける」と考えて，看護師に声をかけることなく立ち上

がろうとした。

　その際に、立ち上がろうとしても左麻痺のため脚が全身の重みを支えることができず、そのまま崩れるように床に転んでしまったのだった。現実の身体は、もはや今までのように立ち上がろうという意志を反映して動いてはくれない。その結果、何の支障もなくできると思っていた立ち上がるという行動をとる時に、怪我をしてしまうことになったのだ。

◆慣れ親しんだ身体の喪失

　聴き取りをした多くの人は、それまでの慣れ親しんだ身体を失って、麻痺という現実の身体を持つようになっても、とっさの時に元の身体であるかのような動作をしてしまう。そして、元のような動きができなくて痛い思いをしたり、怪我をしたりしていた。かつてとは異なる痛む身体、自分の思い通りに動かない麻痺した身体を持つようになって、人々は「自分の体が自分のものでなくなる」という思いを抱いていた。

　麻痺した側の手や足を「失った」「なくした」と表現していた人はたくさんいた。聴き取り時に、発症後4カ月で左麻痺でリハビリ病院に入院していた田淵さんは、「自分で、足があることさえ忘れちゃう」と言っていた。発症してから約4年経つ木谷さんも、急性期の病院に入院中、ベッドに横になっている時、自分の足がないと感じたことがあったという。また田淵さんの妻は、田淵さんが麻痺しているほうの手について、「手がない」と言っていたのを聞いたことがある。聴き取りをした人の中には、「使いものにならない」「生ゴミをぶら下げているようなもの」と自らの身体を客体化し、憎悪するような表現で言い表す人もいた。

　この時、かつて統合されていた目の前にある身体とそれまで慣れ親しんできた身体が、バラバラになるという経験を彼らはしている。脳卒中者はそれまで慣れ親しんできた身体の喪失と、見知らぬ身体を突きつけられるという、二重の身体の危機に直面しているのである。

家庭生活の危機──第4の位相

◆大きな衝撃を受ける家族

　成員の1人が脳卒中になることは，家族にとっても大きな衝撃で，自明性の崩壊となる出来事である。突然，家族の1人が脳卒中になり，意識混濁や意識不明になった時，周りの家族の衝撃は計り知れないほど大きい。木谷さんの妻は，その当時をこのように語った。

> 「家族は大変ですよ。打ちのめされますし。救急は生きるか死ぬかでしょう。まさか自分たちに起こるなんて思っていなかったですものね」（木谷さんの妻）

　木谷さんは，救急車で病院に運ばれた時，意識混濁状態に陥っていた。妻は救急部の医師から「もしもということもありますから，連絡できる人には連絡しておいてください」と言われた。それで，関西地方にいた長男，アメリカにいた三男を含め，急遽4人の息子たちを呼び寄せた。誰もが自分の父親は，いつも元気で少し威張っているのが普通の姿であって，脳卒中になり，生死の境目にあるなどとは想像さえしていなかった。

◆家族にとってのICU

　家族の中には，ICUでたくさんの点滴や医療機器につながれ変わり果てた姿を見て，涙が止まらなかった人もいれば，放心状態で泣くこともできなかった人もいた。家族もまた，ICUで途方もない非日常性を感じることになる。家族はICUという舞台装置に足を踏み入れた時，自分たちが置かれている状況は「とてつもなく普通でなく」，これから「今までとは違った世界」に入っていかざるをえなくなるという認識を植えつけられる。
　聴き取りをしたほとんどの家族は，後遺症として障がいが残るといった

を本人より先に知らされていた。このことによって，本人はいずれは治るだろうと思っていたとしても，しかし，家族は身体の回復の可能性がきわめて低いことを知っているという状況が起こる。

　この状況がしばらく続くことがあるが，この時の家族の心理的負担は大きい。家族の成員の1人が病気になることは，本人だけでなく，家族にとってもそれまで当たり前であった世界が崩壊する危機的な状況をもたらす。それは愛情を持って互いに寄り添い，共に暮らすという，それまで当たり前だと思ってきた家族の姿を覆すことにもなる。

◆離婚を考える家族

　脳卒中を発症した人や家族への聴き取りでは，脳卒中の発症と離婚を結びつけるような発言がしばしば聴かれた。配偶者が発症したことによって，医療専門職から言われたという人もいたし，親戚や同病者の家族といった周囲の人から離婚に関わる話を持ち出されたという人もいた。また，自ら離婚を考えたという人もいた。

　若葉リハの看護師は，脳卒中になったことが原因で「離婚した人とかぞろぞろいる」と言っていた。リハビリが終わって，いよいよ退院という段階になっても，病者の帰宅を受け入れない家族も大勢いるという。そうした場合は，施設に行ってもらうしかないという。

　　「家族が受け入れないと難しいですね。1人では難しい。金銭的にも厳しい人多いし。借金でお金がなかったり。子どもに隠れてかなりの借金して，退職金の前借りをしている人もいるし。そういう時なんか，結構ひびは入りますね。離婚したいという人も出てきますし。もともと我慢していたのに，自分がまた介護で犠牲になるのかと思って。在宅になると家族は不安でしょ。"もっと病院にいさせてくれないのか"と言ったり。
　　　退院間近に，ご主人，あのまま死んでくれたほうがよかった，

と言う人もいたんですよ。奥さんですけど。もう元には戻らないと，初め医者に言われてたしね。"死んだらその時は悲しいかもしれないけど，2，3年経つと分からないから"と言って。ご主人は脳出血で60歳くらい，奥さんも60くらいだったかな。退院する時は杖で歩くことに問題なかったんですけどね。でも本人が生きているかぎり，介助しなくてはならないでしょ。毎日リュック背負って，JRで定期つくって，1時間かけて来ていた奥さんだったんですよ。ニコニコしていて，人あたりも良くって，他のご家族からもずいぶん相談されていたみたいだった。なのにね。他の人も言わないだけで，そういうの，あると思いますよ」（若葉リハの30代の看護師）

今村さんは，脳卒中になって数年後，妻との離婚を経験していた。今村さんは，かつて営業職として全国を飛び回るような仕事をしていた。出張も多く，普段から接待や付き合いで夜遅く帰ってくる生活を送っていた。今村さんはそれでも，夫婦として一緒にいるなら愛情もあり，互いに理解し合えているものと思っていた。それが彼にとっての夫と妻という関係性であり，結婚生活であった。

ところが脳卒中になった後，いくつかの他の病気も併発し転院を繰り返しているうちに，妻から離婚を言い渡された。今村さんは帰る家を失い，ひとまず実家の母のところに身を寄せることにした。今村さんは初め，「俺を見捨てていくのか」と思ったという。しかし，夫婦として生活を共にしているからといって互いに分かり合えている，弱くなったら世話をしてくれるのは当然と考えるのは間違いだったことに次第に気づいたという。

「それまで家庭をかえりみなかったからね。しっぺ返しだよ。妻のそういうの，私は理解したよ。病院転院しているうちに，離婚ということになったの。私，行くとこなかったから，母のと

　　ころに来たの。そんで最終的に離婚したの。娘の結婚式の時は
　　一緒に出たのよ。子どもに罪はないんだもん。
　　（離婚について）なんてことだと思った。考えてもみなかっ
　　たしね。俺を見捨てていくのかと思った。でもね，今まで自分
　　がやってきたことだから。パートナーって，一緒にいればいい
　　というわけじゃないんだよ」（今村さん）

　妻から離婚を言い渡されたことは，今村さんにとって，家族，特に夫婦に
関する自明性の崩壊であった。家族だから，常にそこには家族愛があり，誰
かが弱くなれば支援の手を差し伸べるという関係が自動的に生じるかという
と，必ずしもそうではないのである［細田 2021］。それまでの家族生活で静か
に進行していた家族の情緒的なつながりの希薄化が，成員の1人が脳卒中に
なることによって，離婚という決定的なつながりの解消として表面に現れて
くる。
　脳卒中を発症した後で出てくる離婚という問題には，もちろんそれまでの
家族の関係性もある。家族の問題は，それぞれの家族によって複雑なもので
ある。ただ，これほどまでに何人もの人々が脳卒中の発症を離婚と結びつけ
ているのは，どういうことか。その背景には，病いや障がいに独特な介護や
看護という問題と経済的な問題があった。

◆家族を脅かす介護負担

　まず，介護や看護に関わる問題についてである。家族成員の1人が病気に
なることによって，その他の成員に重い介護負担が課されるという側面があ
ることは，切実な問題として指摘しておく必要があろう。
　赤木さんの妻は，ある脳卒中になった人の妻との会話で，彼女が介護負担
に耐えかねて，夫を「殺してやりたい」と言うのを聞いたという。その夫婦
は，病院への一時入院や施設への一時入所などを利用していないわけではな
い。だが，そうした家族の介護負担を軽減するような社会的な資源の利用に

61

は制限があり，現状では決して十分とはいえなかったのだ。

　夫が脳卒中になった妻への聴き取りでは，何人もの人が一度あるいは幾度となく夫との離婚を考えたという。もちろん，一般に病気とは関係なく離婚を考える夫婦も大勢いるわけだが，聴き取りをした範囲では，彼らが離婚を考える時に，病気のことが関わっていたことは確かである。

> 「もーこんな，別れたいって。ありましたよ。この人置いて自
> 分が1人で生きていけるかなと。何度かありますよ。喧嘩して
> 面白くない時とか。病気になった直後よりも，ちょっと元気に
> なってからのほうがありますよ」(江藤さんの妻)

　成員の1人が病気になったり老いたりすれば，面倒をみるべきという家族への役割期待は社会によって制度化されており，人々はこれを当たり前のこととして内面化している。聴き取りをした何人かの家族も，江藤さんの妻のように，家族としての責任を果たすために，病状がある程度良くなるまでは看病しなくてはならないが，ある程度良くなったら別れようと思ったという。

　ただ，ある程度良くなったら離婚しようと考えたとしても，実際に離婚した人は稀である。ここには情緒的な絆で結ばれていると考えられている家族の危うさが垣間見えつつも，それによって強く結びついている家族の姿がうかがえる。

◆発症による経済的困窮

　次に，経済的な困窮であるが，これも家族生活を継続するうえでの困難となっていた。一家の稼ぎ手が脳卒中になることは，そのまま家族の収入が絶たれることを意味することが多い。

　奈倉さんは55歳の時，脳卒中で倒れ，左麻痺が残った。家のローンもあり，3人の子どもはまだ学生だった。奈倉さんは，病院でリハビリをした後，元の会社に復職しようと思ったが，会社は「(復職するには)まだ早い」の

点張りであった。しかもその後，休職期間が終わったら解雇の予定になっていると言われた。

　その際，障がいを理由に解雇することが不当だということは会社も承知しているので，奈倉さんは自らが退職を申し出るという「依願退職」にしてくれと言われたという。「依願退職」というのは，被雇用者のほうから雇用者に事由を付けて退職を願い出るということである。ゆえに皮肉をこめて「依願解雇」といわれることもある。これは奈倉さんにとって，とうてい承知できるようなものではなかった。

　家のローンを支払わなくてはならないし，子どもたちも学校を卒業させなくてはならない。奈倉さんは，「もし家のローンを払うことができなくなったら，住むところを失い，家庭崩壊になってしまう」「なんとしてでも復職しなければ」と思ったという。

　「経済的に自立できなくなるんです，下手をすると。家のローンを組んでいましたから。家が担保になっているので，家を取り上げられてしまうんですよ。そうしたら，家族がバラバラになってしまう。勤められるということで，ローンは組んでいるんですよ。しかもボーナスの月は多めに返すことになっています。死んでしまえば保険金，おりるんですよ。家族にとっては，中途半端に生きていられるのが一番困るんですよ。"かえって死んでもらったほうがよかった"って言われたこともありますよ。ローンも払えるし，この家も住めるからって。そこまで深刻なんですよ。それだけ借金しているのは，深刻な問題になってきます。

　娘2人は，今では働けばなんとか生活できる。でも，"お父さんは娘のことを当てにするのか"と言われたりしました。家族のいろいろな問題もありました。妻は今はパートに出ています。今，みんな働くようになったから良かったですが。1人は，

私が脳卒中になった後，短大まで行かせて，幼稚園の先生に
なってくれましてね。だから良かったです。家のローンもあと
2，3年で終わりますしね。

　命をかけているという感じです。"働けもしないでただ生き
ているのでは困る"と言われます。生命保険は入っていたので
すが，障がい者になってもおりないんですよ。Ａ生命ですが。
（約款の）最後のほうに，脳卒中は除外すると書いてあるんで
す。事故で切断したりすればおりるんですけど，麻痺じゃだめ
ということらしいです。エーッと思いましたね。何のための保
険か分からないと。死んでも掛け金1年以内の自殺は出ないと
言うし。私の場合，保険会社からは入院給付金が出ただけでし
た。とにかく働けないと，経済的に逼迫します」（奈倉さん）

　このように，脳卒中になって経済的な問題を抱える人は少なくない。佐々
木さんも発症当時，借金を抱えており，子どももまだ学生だったので，仕事
を辞めるわけにはいかなかった。森山さんも「妻と子どもとローンを抱えて，
働けなくなったらどうするんだ」と悩んだ。病気になって自分が働けなくな
り，経済的に破綻するようなことがあれば，住む家を失ったり，日々の糧を
得ることができなくなったりする。経済的な問題を解消することは，これか
ら先も自分と家族が生き続けていくことを保証する大きな要因であった。

◆紙の上の離婚

　稼ぎ手が脳卒中になって働く可能性がまったく絶たれた時，家族という形
を解消して，すなわち離婚をして福祉の制度を利用しようという発想に傾く
こともあるという。

　福田さんの妻は，夫の入院先のリハビリ病院で，やはり夫が入院中のある
家族から「旦那さんがこの病気になると離婚になって，奥さんがなると旦那
さんは浮気するんだって」と言われた。夫が脳卒中になると離婚になるとい

うのは，通常，夫が稼ぎ手であり，稼ぎ手が働けなくなると収入が絶たれて
しまうので,「生活保護を受けるために制度上離婚をする」ということなのだ
という。脳卒中になった人の家族は，同じ状況にあるほかの家族からそうい
う話を聞くこともあるし，医療専門職から示唆されることもある。

　福田さんは2人の医療専門職からも,「紙の上で離婚したら」と言われたこ
とがあり，戸惑ったという。赤木さんや森山さんの妻の話では，家族の中に
は，お互いが生活保護を受けるために実際に離婚をした人が何人もいたとい
う。森山さんの妻も経済的困窮を回避して生きていくために，離婚という方
法が取られることに言及していた。

　　「障がい者になられたから，離婚よと言われた方もいらっしゃ
　　いましたね。そうでなくても，離婚しないと生きていけないと
　　いう人もいらっしゃるでしょう。方便として。お互いが生保
　　（生活保護）を受けなくちゃといって。この制度がおかしいに
　　しても，こうしないと生きていけないというし」（森山さんの
　　妻）

　聴き取りをした方々の中には，制度上離婚という手続きをとって生活保護
を受けている人はいなかった。ここでは経済的困窮に対して実際にそうした
対応をするかどうかということよりも，そうした対応をするしかないと家族
が考えているという事実に注目したい。病気になることは，それまで何十年
も連れ添った夫婦，共に暮らしていた家族が，関係性を変えざるをえないと
いう窮地に立たされることに等しいものなのだ。

　家族の抱える問題は，それまでの家族の複雑な事情と絡んで，家族によっ
てさまざまに異なるものである。介護や看護，経済的な問題以外にも，家族
の問題はある。聴き取りをした家族の中には，脳卒中になった夫が妻や子ど
もたちに八つ当たりをし，時には暴力を振るうといった問題を抱えた家族も
いた。病気をきっかけに，家族の絆が深まってきたという人も確かにいるが,

しかし，成員の1人の病気を機に，家族が壊れていくことも少なくない。この家族生活の危機は，脳卒中になった人々にさらに追い討ちをかけるように，〈生きる〉ことを困難にしていた。

社会生活の危機——第5の位相

◆日常的な現実社会の途切れ

　生命の危機を脱し，リハビリ病院に入院して訓練をしながら身体の危機に対処しようとするうちに，やがて退院の日を迎えることになる。リハビリ病院は，たとえ本人がより長期の入院訓練を望んでいたとしても，制度上の理由で数カ月から長くても半年で退院させられる。

　退院すると，入院していた時と異なり，毎日，どのように過ごせばいいか自分でスケジュールを立てなくてはならない。しかし，それは容易なことではない。発症によって，身体は大きく変わってしまったし，そのことによって今までのように毎日職場に通ったり，仕事をしたりすることは大幅に制限されるようになるからである。

　聴き取りをした多くの人々は，それまでの人生において病いや障がいとはほとんど無縁に過ごしてきた。そして，一定の学問を修め，企業や役所に勤めたり，自ら事業を起こしたりしていた。また，結婚し，2，3人の子どもを持ち，ローンを組んで家を買い，定年まで勤め上げようと思っていた。

　こうした毎日の生活がこれからも続くものと思って過ごし，その中で人生の目標を定め邁進してきた。こうした過去を基盤にして未来へと続く生活が，彼らにとって自明性を持つ日常的な現実世界であった。

◆高度成長期を支えてきた人々

　こうした彼らの日常性に関する知識には，彼らが戦後日本の高度成長期を支えながら生き抜いてきたそれまでの経験が大きく関与していた。森山さん

66

は,「高度経済成長の真ん中で仕事をしていました」と言う。高度成長期においては健康で効率良く働けること,すなわち活動主義であることに労働者としても生活者としても高い価値が付与されていた。森山さんがそれまでに蓄えてきた経験においては,会社と個人とは直結するものであった。会社が発展することで個人の幸福が実現され,会社のために「命がけで」働くことが最大の目標であったという。

　二谷さんも健康で能率良く働けることが最大の価値であると思ってきた。沼田さんも「高度成長期の社会にどっぷり浸かっていた」と言う。それは,会社のために働き,家族を養い,ローンを組んで家を買うというのが目指すべきひとつの理想像であり,それを実現していくことが当たり前な世界であった。しかも,そうした世界は長い間,彼らにとって取り立てて問題のない,居心地の良い世界でもあった。

　そこにおいて森山さんも二谷さんも沼田さんも,支社長や部長や支店長といった地位を獲得し,出世という報酬を得てきた。

　聴き取りをしたかぎり,戦後の高度成長期を担ってきた人々の価値規範は,出世主義であり,家族よりも会社を優先させるというものであった。

◆「会社人間」「企業戦士」として生活してきた過去

　聴き取りをした多くの人々は,脳卒中になるまで自らを「会社人間」や「企業戦士」と形容し,「馬車馬のような駆け足の生活」を送っていたと認識していた。脳卒中の発症時に40〜60代,聴き取り時に50〜70代であった彼らは,まさに戦後日本の高度経済成長期において中心的に活躍してきた人たちであった。彼らにとって働くことは,自らの〈生〉において大きな意味を持っていた。彼らは,早朝に出勤して夜中に帰宅するような生活を送り,仕事を楽しみ,会社を愛し,それを生きがいと感じていた。

　二谷さんは,それまで「1年365日,1日24時間,お風呂に入る時以外,腕から時計を外したことのない生活」をしていた「企業戦士」だったと自認する。脳卒中で倒れた時には,家族のことよりも何よりもまず先に,自分が

いなくなることで会社の業務が停滞することを心配したという。二谷さんは救急車で運ばれている間、「僕はもうダメだ」と死を思った。だが，そんな中でも業務に滞りが生じないように，部下にあれこれと仕事の指示を出していた。

> 「冷静に引き継ぎをしなくてはならないと思って，部下にしゃべりまくったんですよ。僕はもうダメだから引き継いでくれと。救急車の中でもずっとそんな調子だったですよ。15分くらいで病院には着いたんですが，それまで話し続けていて」(二谷さん)

　森山さんもまた，「会社が発展することが個人の幸福と直結すると考えて，会社のために命がけになっていた」というような「会社人間」であった。妻からも「会社と切り離した人生は考えられない人」と思われていた。

　脳卒中になった時は，半ば単身赴任で製造メーカーの支社長として，会社の技術陣が開発した人工皮革の新しい用途先を開拓するプロジェクトを始めようとしていた矢先であった。倒れた時も，招待状2,000枚を発送して新製品の展示会を開く，まさにその初日であった。前夜から足の痛みを感じ，当日その痛みは尋常でないものになっていたが，支社長として大勢の招待客を案内するはずの自分が，足の痛みくらいで休むことはできないと考えて会場に向かった。だがその時すでに，脳卒中を発症していたのだった。

◆復職の困難

　森山さんは，会社から病気の治療期間として認められている6カ月が過ぎようとする頃，突然，本社の閑職といわれる部署への転勤辞令を人事部から受け取った。「元の職場へ戻りたい，以前と同じように仕事をしたい」というのが，発症直後の森山さんを支えていた「希望」であった。やりかけていた仕事も，これからやろうと思っていた事業計画もあった。そのために辛いリ

ハビリ訓練もしようという気持ちになれたのだった。病院に入院している間も，ほとんど毎日，妻に会社へ行く用事を言い渡し，会社の人も病院まで来てくれていた。

　支社長をしていた土地でならば，自家用車での通勤も可能であったかもしれなかった。しかし辞令に示された転勤先は，自宅からの通勤圏だが，電車やバスなどの公共交通機関を使うしか通勤手段はなかった。通勤時間帯に電車に乗ることは，当時の森山さんには身体的に無理なことであった。いっそ自宅を売り払って，本社の近くにマンションでも買おうかという話も，森山さん夫婦の間で持ち上がった。しかし，自宅のローンもまだ払い終わっていないうえに，就学中の2人の子どもたちのことを考え，それもできなかった。

　そこで，森山さんは，本意ではないが辞めざるをえないと自ら判断し，「依願退職」という形で自ら辞職した。ただし，森山さんは所属先がまったくなくなると困ると考え，嘱託という形で会社に籍だけは残してもらうことにした。

　二谷さんはやがては元の会社に復職したが，それまで通りの部下を持つリーダーとしての仕事はできなくなったと自ら判断し，異動を願い出ざるをえなかった。二谷さんは，その時のことを思い出してこう言っていた。

　「自分はどうやったら復職していけるかと思ったですね。組織のリーダーとしてはダメだ。リーダーの要素は，能力，気力，体力だと思うんです。情報処理の開発をしていましたから，そのための能力がなくちゃいけない。体力も。それまでは夜討ち朝駆けでやるという感じでしたからね。クライアントから何か問題が出されたら，金曜の夜に開発に連絡があるんですよ。だから金曜の夜から始めて，週明けには直しておかなくちゃならないんです。こんな体になってしまって，できないだろうと思いましたね。3つのうちどれが欠けても組織は不幸になってしまいますからね。社長に，"私はダメですから，別の人を立て

69

てください" と言ったんです。その時は, 涙が出ましたね」(二谷さん)

このように, 脳卒中の発症によって人々は, 辞職せざるをえない状況に追い込まれたり, それまでの仕事の継続を困難と自ら判断したりして, 元の仕事に戻ることができなくなっていた。ひとたび病気になると, 会社は, そうした人々を切り離しにかかるからである。

聴き取りの中では多くの人が, 復職の条件として, 自分で通勤が可能であること, (閑職への) 異動に応じることを会社は求めてくると言っていた。この条件が満たされない場合, 復職への道は事実上, 閉ざされることになっていた。そこで, 本意ではなくても自分から会社を辞めざるをえなくなる状況に陥れられる。

今回聴き取りをした人のうちでは, 約半数が復職している。それは対象者を選定した3つの患者会のうちのひとつが, 復職を目指す患者会であったことに起因する部分が大きい。だが, 多くの人にとって, 脳卒中になって片麻痺や失語症になると, 今までの仕事を継続したり, 会社員として復職したりすることは困難であった。

ちなみに「みさきの会」では, 会社員で復職した人はおらず, 復職したのは自営業や専門職の人に限られていた。たとえば「みさきの会」の赤木さんは, 会社で営業の仕事をしていたが, 言語聴覚士から失語症の回復には時間がかかることを聞かされ, 復職が難しいと自ら判断した。退院後は, 特に退職届は出さないまま休職という形で3年間会社に行かなかったため, 自然退職ということになった。

また, 同じく「みさきの会」の尾山さんも, 復職はしなかった。尾山さんは, 勤め先で一定の給与が保障される2年間は休職という形にして, その保障期間が切れるのと同時に退職届を出した。

突然やってくる脳卒中の発症は, これからもずっと続くであろうと思われた彼らの職業人としての生活, 当然, 実現できるものと思って計画していた

将来の生活を打ち崩していた。そして「まったく違った世界」に引き込んでいた。「仕事人間」「企業戦士」であった彼らにとって元の職場を追われることは，自分が自分であると確認できる拠り所を失うことであり，〈生〉の危機をもたらした。

◆家事の中断

　脳卒中によって，職場での仕事だけでなく，家事が中断される人もいた。日野さんは，主婦として家事一切を取り仕切ってきており，季節が変わる度に部屋の模様替えや衣替えなどもしてきた。夏になると，箪笥の中で一番出し入れのしやすいところに夏服を吊るし，冬服はクリーニングに出してから箪笥の奥にしまった。冬になれば今度は，夏服をクリーニングに出して，冬服を箪笥の中で一番出し入れのしやすいところに吊るした。こういうことが習慣になっていたのだ。ところが，日野さんは入院することによって，そうした家事を中断せざるをえなくなった。

　日野さんは，ある日，10月を過ぎて冬服への衣替えの時期になっているにもかかわらず，病院に見舞いに来た夫が夏服を着ていることに驚き，入院している自分に情けなさを感じた。さらにまた別の日には，喪服として利用している黒のダブルのスーツを着て見舞いに来た夫を見て恥ずかしい思いをした。「主人もパニックだったんでしょうね。急に放り出された子どもみたい」と当時を思い出して日野さんは言った。夫は料理もできないので，自分が入院していて家事ができない間，きちんと食事が摂れているかどうかということも，絶えず心配であったという。

　日野さんは一刻も早く退院して家事をしなくてはならないと考え，6カ月の入院期間を4カ月半に短縮し，片手で料理ができるように自主的に訓練をした。そして，なんとかできるようになったと思って退院した。しかし，家に帰って台所に立ってみると訓練室とは勝手が違い，たいそう苦労をしたという。

「でも家に帰ってみて，自分がこんなにできないんだと思い
知ったわよ。Ｔ病院にいた時は能天気というか，分かっている
ようで分かっていなかったから」（日野さん）

◆家事という仕事の特徴

　聴き取りをしたかぎり，家事という仕事は，今まで通りに継続することが
周囲から強く求められており，自らの仕事の継続への強い望みと合致してい
た。これは，会社の仕事の場合とは異なる家事のひとつの特徴である。家事
という仕事は病気になったとしても免除されづらいものであった。

　脳卒中になって障がいを持ったとしても，自分のなすべき仕事はまだある
と思えるし，他者（おもに家族）からも期待されているとみなされるため，
そのことは人々にとってプラスの要因になることもある。

　ただし，仕事をするべきと期待されてもそれまでと同じようにはできず，
それが本人にとって途方もない苦悩をもたらすこともある。辺見さんも，脳
卒中になるまでヘルパーとしての仕事をしながら，主婦として家事一切を取
り仕切ったり，時には近くに住む孫の世話をしたりと，家族から頼りにされ
てきた。

　それが右麻痺になって，料理をするにも包丁をうまく使えず，杖なしでやっ
と歩けるくらいの状況となった。家の片づけもできないようになり，「これで
は自分は役に立たなくなったのではないか」と思わざるをえないようになっ
た。これは，職場での仕事と同じく，本人にとっては〈生きる〉ことを難し
くするものになっていた。

第3節
人として〈生きる〉ことの危機

 ## 〈生〉の統合性の喪失

◆誇りを傷つけられる

　聴き取りをした40〜60代で脳卒中になった人々の多くは，それまでの人生において自律性や活動性に高い価値を置き，健康で効率良く働ける者として生きてきた。そして，職業人として，また家庭人としての社会的地位を他者から認められて，一定の社会的役割を担い，自分でもその地位と役割を承認していた。それが彼らにとっての自明の世界であった。

　彼らにおいては，①生存し，②他者とコミュニケートし，③自由に動く身体を持ち，④安定した家庭生活を営み，⑤社会生活を送る，という〈生〉の各位相は充足され，統合されていた。ところが，脳卒中の発症によって，統合性を保っていた〈生〉は分裂し，それまで彼らにとって自明であった世界は崩壊することになった。

　そうした状況の中で彼らは，医療専門職や家族，職場の人，見舞い客，世の中の見知らぬ人などのさまざまな他者から，不用意な言葉をかけられたり，人として当然払われるべき敬意を欠いた無遠慮な態度をとられ，人としての誇りを傷つけられたりすることがあったという。

◆「人間性」の崩壊

　今村さんは，脳卒中になった時，身体が麻痺して動かなくなることよりも，まず自分という人間存在そのもの，「人間性」が壊れていくことを痛切に感じたという。

　　「そりゃあ，そうよ。どっちかって言うと，そっちのほうが壊
　　れるんだよ。人間性のほうが先に壊れるよ。もうダメだと，私

の人生はこれで終わりだと。それが一番おっかないんだよ。私が脳梗塞で倒れた時に、そん時、ああこれで私はもう終わりだと。一生もう車椅子だなんて言われていたから。そんで、一生、左手はあなた動けませんて言われるんだから。あ、これはもうダメだと。これは寂しかったね。"あんたもうダメですよ"って言われたみたいだから」（今村さん）

　今村さんが、脳卒中になって、後遺症が残ることよりも「人間性」が壊れることを痛烈に認識したのは、入院していたリハビリ専門病院の医療専門職から、「一生もう車椅子」「一生、左手は動きません」と言われたことがきっかけになっていた。今村さんは、こうした言葉を聞いて「人間性が壊れる」と思い、「人生の終わり」を感じた。

　これは今村さん自身が、身体の損傷が人間性の損傷につながりうることを想起したことにもよる。しかしそれ以上に、「一生もう車椅子」と言った医療専門職自身が、障がいを持つことや「車椅子」を使うことを人格や能力のなさと同一視していることに、今村さんが気づいたからである。

　今村さんは、「人生の落伍者」で、「あんまり良いことやってこなかったから、こうなった」とある看護師から言われたという。また、ある理学療法士からは、「君の左手は枯れ木なんだよ。いくら栄養やってもダメなんだよ」と言われたという。その理学療法士は、訓練時間中もどうせ治らないからといって「あなたの左手は触りません」と言い、動かしてみようとすらしなかったという。それは今村さんにとって、まるで自己の可能性を諦めるように強要されているかのようであった。

　こうした態度を示されて、今村さんは「あんたもうダメですよ」と、自分の存在自体が否定されているように思ったという。

◆「障がい者扱い」をされて

　死ねば保険金が出るのに、中途半端に生きていられたら、お金がかかるは

かりで困るから,「死んでくれたほうがよかった」と家族から言われた人もいた。家族にしてみれば,半ば本気ではないという側面もあったのだろうが,言われた本人にとっては辛い言葉として記憶に残った。

　元の職場から,後遺症として残る障がいを理由に解雇されたり,辞職せざるをえない状況に追い込まれたりする。道で知人に会って挨拶をしたとしても無視される。タクシーに乗って行き先を告げようとしても言えずに邪魔者扱いされる。こういったことは,聴き取りをした多くの人々が経験していた。彼らは家族や近隣の人からだけでなく,見知らぬ人から怒鳴られたり,邪魔にされたりすることもあった。

　これはこの社会が,障がい者に対して通常の大人に対して払われる敬意を欠いていることを端的に示している。こうした経験は,身体が損なわれるとその人間性も損なわれるかのような思いを人々に抱かせていた。脳卒中になった人々は,「健常」である他者から,さまざまな形で人間としての尊厳を奪われるような態度を示されるのだ。

　日野さんは,尊敬ではなくて,憐れみを持って他者から対応されることに非常に嫌悪感を抱いていた。日野さんは,そうした対応を「障がい者扱いされる」ことと認識していた。

　　「自分が惨めで,みんなが見ているような気がするのよ。何が
　　何でそうなっちゃうのかと。みんな親切すぎるのよ。障がい者
　　扱いするのよね。この病気になると。"声が出ないのが…"と
　　言ったら,"お歌の時間がある"と言われて,行ってみたら,そ
　　のプログラムがすごい古い歌なの。お年寄り向けの歌なの。そ
　　れでよけいに嫌になっちゃったのよ。カスタネットやった時
　　も,"もっと手を上げて"なんて言われて。手を上げてやった
　　ら普通の人なのかと,口答えしたくなっちゃいました。もう,
　　そんな時は,"ああ,分かっていないなあ"と,血圧上がって
　　帰ってきちゃうのよ。

ボランティアが半分くらいいて，すごく親切なのよ。でも助
　けてもらわないと，社会生活できないのかと思ったりね。そこ
　はみんな親切だけど，行きたくないと思いましたね。自立した
　いと思って」(日野さん)

　「障がい者扱い」されることは，彼らの人としての誇りを傷つけることにな
る。この社会では，制限された身体を持ち生活が一変すると，他者から憐れ
むべき存在や無能力者などといったステレオタイプ化された「障がい者」と
いう見方で見られる。この社会で人は，健康で効率良く働くことのできる人
だけに高い価値を認める。自らそのような人間であることを望むだけでなく，
それ以外の人間像——病いや障がいを持っていたり働いたりできないような
人——を低く評価し，あわよくば社会から排除したいとさえこの社会では考え
られることがある。
　中年期に脳卒中になった彼らは，自らもそうした見方を内面化してきてお
り，そのことでいっそうの苦悩を感じる。ステレオタイプ化された「障がい
者」という人間像は，かつてこれこそが自分だと承認していた自分とは異な
るとともに，他者からそのようだと受け止められていたはずの自分ともまっ
たく異なる。
　憐れむべき存在として扱われることは，脳卒中になった人々がそれまで
持ってきた自律性や活動性といった価値を内面化する自己像とは相容れない
ものである。見舞い客から同情されたり，憐憫の情を示されたりすることは，
彼らの誇りを傷つけていた。赤木さんの叔母は，脳梗塞になった赤木さんを
見て，「これはえらいことになった」と言って大泣きに泣いた。叔母から見れ
ば，発症当時50歳の赤木さんはまだ若いのに重い障がいを持つことになって
しまい，心から可哀想と思ってそのような態度を示したのだが，それは赤木
さんをより深い苦悩へと導くことになった。
　江藤さんは，きっと見舞いにくる人たちは自分を見て憐れみの気持ちを持
つだろうと思った。だから，同僚や親戚の人などのお見舞いを断り続けてい

た。

　さらに脳卒中は，「生活習慣病」などと呼ばれることもあり，日頃の健康管理を怠っていたから病気になったのだと言われることもある。赤木さんの妻は，ある知人に夫が脳卒中だと言った時，「そんな病気にかかった人が悪い」と言われたことがあった。病気の原因を不摂生に求め，その人本人に病気の責任を押しつけるこうした態度は，犠牲者非難（victim blaming）といわれており，批判の対象になっている。こうした態度を他者からとられることは，病苦にさらに追い討ちをかけることになっていた。

◆プライドが持てない

　沼田さんは，「みんなに憐憫の目で見られるような時，プライドを持って生きることは難しいんです」と言う。「憐憫の目」で見られることは，人として敬意を払われていないと認識されることにつながっている。自律性や活動性への高い価値づけは，病者や障がい者など自律性や活動性が制限された人々に対して，相対的に低い価値づけをすることになる。

　ただし，そうしたことは，彼らが脳卒中になるまで生きてきた世界で，疑問を持たずに受け容れてきた経験を参照する時に，至らざるをえない結論にほかならない。今まで当たり前だと思ってきた自らの置かれた状況がまったく異なるものになってしまう時，これまで参照してきた経験はまったく役に立たないどころか，現在の自分を否定するものとなってしまうのである。

　このことは，彼らが生きづらくなる原因となり，そのような「自分とは何者であるか」という，自己に対する問いを誘発している。脳卒中になって「自分が自分でない」「本当の自分ではない」と多くの人は感じる。それはかつての健康で能率良く働ける自律性と活動性を備えた自分が，誇りの持てる本当の自分であったからである。そして病気によってもはやそのような存在ではないと他者から見られたり，また自分でも思ったりするようになるからである。

　現代社会における多くの人々と同様，脳卒中になった人々は，それまで社

会化されてきた過程で自律性や活動性に価値を置き，病気や障がいを持つことに対して否定的な評価をしてきた。そこで自らがそのような状況になった時には，容易に自己否定に行き着きやすい。働くこと，高い社会的地位にあること，特技があることなどを自分にとっての誇りの源泉と考えていた場合，脳卒中の発症でそれらが手許から離れていくと，自己に対する誇りも失われてしまうのだ。

　江藤さんの場合，自分が一家の家計を支えていることを，「俺が食わしてやっている」という家父長的表現で表していたが，家族の生活を支えていることが自らの自信であり，誇りであった。しかし，脳卒中の発症によって，今までのように仕事ができなくなり，その自信に溢れた一家の主としての誇りが奪われてしまったように感じた。「会社人間」として働くことが生きがいであり，会社に誇りを持ってきた森山さんや福田さんのような人も，病気によって退職に追い込まれたり，復職しても元通りの仕事ができなくなったりした場合，拠り所を失って自尊心が危うくなったことを感じた。

　日野さんは，主婦としての仕事をすると同時に自宅でピアノを教えてきた。日野さんはピアノが弾けることが自分の誇りであり，価値の源泉と考えてきた。日野さんの入院したリハビリ専門病院では毎朝，歌の時間があって，入院患者はできるかぎり全員集まって一緒に歌を歌うことになっていた。その時の伴奏はピアノであった。日野さんは入院中，自分ではピアノを弾けない状態だったので，ピアノの音を聞くだけでひどく落ち込んだという。

　日野さんの自宅の居間には，グランドピアノとアップライトのピアノが置いてあった。日野さんは，退院して自宅に帰ってきてからもピアノを見ることができず，居間には入ることさえ嫌だったという。ピアノが弾けなくなることは，日野さんにとって今まで自分の価値だと思っていた要素が大きく損なわれたことであり，自尊心が失われたような経験であった。

◆アイデンティティの揺らぎ

　「まさか自分がこんな目にあうなんて」「私はこの世では，もう必要でなく

なったんだろうか」「私の人生はこれで終わりだ」「自分はこれから，いったいどうなっていくのか」。それぞれの人によっていくつもの言い回しはあるが，脳卒中になった多くの人々は，自分とは何か，自分の人生とは何かという自己に対する問いを発するようになる。病気になり，障がいを持つようになって，アイデンティティといわれる「自分はまさしく自分がそれであると考えている当の人間なのだという確信」[Berger and Luckmann 1966＝1977：253] に，揺らぎが生じたのだ。

　彼らにとって自分とは，健康で効率良く働ける者であり，そうした自分に対して自尊心を持つことができ，他者からも尊敬されているものと思えた。その思いが，「自分がこの世界に生きていてもよいのだ」「自分が生きることには意味があるのだ」という確信を支え，〈生きる〉ことを可能にしていた。

　しかし，脳卒中になり，自分はもはやそうしたまさに自分自身であると考えてきたような自分ではなくなってしまったと考えるようになる。他者とのコミュニケーションが制限された自分，身体に障がいを持つ自分，働けなくて家族の重荷になっている自分が生きていることに意味はあるのだろうかと，彼らはそれまでに持っていた経験を参照して考える。

　この時，彼らは自尊心を持つことができなくなっている。それまで彼らの〈生〉を成り立たせていた各位相がことごとく危機に陥り，統合されていた〈生〉がバラバラになる。そして，自らが生きていてもよいのだという確信を持つことは，彼らにとってきわめて難しくなる。

◆ B 未来を絶たれる——「治りません」

◆「治る」可能性を否定される

　彼らが最も恐れるのは，こうした状況がこれから先もずっと続くかもしれない，すなわち身体は二度と再び自由に動くようにはならず，復職できず再び元の生活を取り戻すことはできないと思うことである。ICUから一般病棟

への移動は，生命の危機をとりあえず脱したと判断された時に実施される。その段階で現在の病状，発症からの経過，予後についての説明などがされる。瀬古さんは医師から「治りません」と言われ，大きな衝撃を受けた。

> 「最初に，"一生治りませんよ"って言うんだよ。がくーってきたね。奈落の底に落とされたよ。まったく，後で大泣きしたよ。普通なら良くなりますよと言ってくれるでしょ。何これ，って耳疑っちゃうよなあって。驚いちゃう。たまんないよね」（瀬古さん）

　身体の麻痺や言葉の障がいが将来的に元通りに「治る」という見通しがあるのなら，彼らはそれまでの経験を参照し，治すために最大限の努力をしようとする気持ちになれる。しかし，「治らない」という判断を下されることは，回復して元の状態に戻る見込みを否定されることである。それまでの経験を参照しても，その状況への対処の仕方は見つからないのだ。これは，身体が再び動くようになるかもしれないという「希望」を断たれることに通じる。

　ただし，瀬古さんのように本人が発症直後に「治りません」と言われることは，聴き取りをしたかぎりそれほど多くはない。この段階での本人への説明では，麻痺した身体が元通りに治らないと断定的に直接言われることは少ない。そのかわりに医師から本人へは，「もしかしたら動くようになるかもしれませんが，動かないままの場合もあります」というような曖昧な言い方がされる。医師が当初そのように言うのは，いきなり障がいが治らないことを告知することによって，本人を「絶望」させることを避けるためである。

◆予後の告知が家族に与える苦悩

　病状や予後や後遺症として障がいが残るといったことは，多くの場合，本人がまだICUにいるうちから，まずは家族に告げられる。辺見さんの夫は，

医師から「万が一のことはあります」と死を示唆され，そこを脱したらその後は「車椅子の生活になります」という話をされた。尾山さんの妻は，「寝たきりになることもあります」と言われ，「頭の中が真っ白」になったという。赤木さんの妻は，「歩行は家の中を伝い歩きできるくらいで，言語は奥さんとの意思の疎通がやっとです」と医師から告げられ，呆然としたという。

　「治りません」「寝たきりになります」「車椅子が必要になります」「言葉が話せなくなります」「今の仕事を続けることは無理でしょう」，家族は医師からこのような言葉を浴びせられる。医師による診断のもたらす影響は大きい。脳のCTやMRIといった画像検査を根拠にした医学的に妥当とされる診断であったとしても，家族にはにわかに信じ難いことであり，たとえようもない苦悩を与えることになっていた。

　家族は大きな衝撃を受け，とてつもなく大変なことが起こったと不安を感じた。聴き取りをしたある医師によれば，家族によっては介護不安に怯えて，積極的治療への同意を躊躇することさえあるという。

◆断たれる「希望」

　救命された後でも，脳卒中になった本人には診断が伝えられないことも多い。そのため，彼らはこの時，身体が動かないのは一時的なもので，リハビリ訓練さえすれば回復するだろうと考えたりして，病状への認識が家族とずれることもある。しかし，やがて本人にも後遺症として障がいが残ることが告げられる。その時期は，急性期が過ぎ病状が安定してきた時や，数カ月を過ごすことになるリハビリ病院に転院して本格的に機能回復訓練を始める時，また訓練がひととおり終わった時になど，人によってさまざまである。

　多くの場合，それは本人に対して医療専門職から「これ以上は治りません」「元に戻ることはありません」という言葉で告げられる。「治りません」と言われることによって，訓練すれば元通りになるかもしれないという彼らの「希望」は決定的に打ち砕かれる。

Ⓒ 死への衝動

◆自殺に向かう

　ここまでで見てきたように，脳卒中になった人々は，〈生〉を形づくるさまざまな位相において危機的な状況に陥ることになる。できないという「絶望」に加え，良くなるという「希望」を断たれ，「どうして自分が病気にならなくてはならなかったのだろうか」「これからどうやって生きていけばいいのだろうか」「障がいを持ちながら生きる自分とは何者か」と絶えず問い続ける実存的な苦悩を抱く。聴き取りをした多くの人々から，脳卒中になって「生きていても仕方がないと思った」「死んだほうがましと自殺を考えた」という声が聞かれた。

　若葉リハでの参与観察中には，こんなことがあった。ある日，男性が救急車で運ばれてきて，胃洗浄の処置を受けた。リハビリを専門とする病院に救急車で来て，しかも胃洗浄とはどういうことなのかと，看護師たちと首をかしげていた。すると，男性はかつて脳卒中でこの病院に入院したことがあり，今は外来に通っている患者で，睡眠薬を大量に飲んで自殺を図ったのだという情報が入ってきた。彼の自殺企図の原因がどこにあったのかは不明だが，看護師たちは病気に対する苦悩が原因だったのだろうと推測していた。

　江藤さんは，リハビリ病院に入院中，自殺を考えた。少ししか開かない病室の窓のほうを向き，言葉が話せないので，手を振り下ろす動作をして，窓から飛び降りて死にたいという感情を見舞いに来ていた妻に向かって吐露した。赤木さんも，やはりリハビリ病院に入院中，屋上に1人で上り，飛び降りようとして一番端の所まで行ったことが何度かある。その度に妻は病院中を探し回り，屋上に1人たたずむ赤木さんを発見し，事なきを得た。

　沼田さんも，「どうしたら死ねるかと，いつも考えていました」と言っていた。そして「でもその時，歩くことも這うこともできませんので，自殺することもできなかったんです」と自嘲気味に言っていた。佐々木さんも自殺し

ようと思って窓辺に行ったが，自分が車椅子に座っており立てないということに気づいた。これじゃあ飛び降りられるはずがないと思ったと，笑って話してくれた。森山さんも，「こんな身体でどうやって生きていったらいいのだろうかと思いました。生きている値打ちはないのではないか。自殺するのが一番良い解決方法かもしれないと思いました」と，誰からも知られずに死ぬ方法を3通り考えてメモに書きとめたという。

小谷野さんもリハビリ病院に入院している間，病室の窓辺に行き，「飛び降りる」と妻に宣言し，病棟が大騒ぎになったことがあったという。その時は，妻から「やれるんならやってみなさい」と言われた。その病院の窓は，下半分に柵がついており，小谷野さんは左半身が麻痺しているので結局，自分では柵は越えられなかったのである。その時に妻がそのような突き放した言い方をしてくれたおかげで，小谷野さんは死を思いとどまったという。

このように聴き取りをした多くの人は，脳卒中になった後，本気で自殺を考えたことがあった。脳卒中になることは，彼らがそれまでの経験を参照すれば，死に値するほどのものなのだ。聴き取りをした範囲では，考えたとしても実行に移している人はほとんどいなかったが，何人もの人々がその一歩手前まで思いつめていた。彼らが病いの後を〈生きる〉よりも死を選ばざるをえない状況に陥っていたことは，深刻に受け止める必要がある。

◆なぜ人々は自殺を考えるのか

副田は，現代日本において自殺は「忌まわしい死」「恥ずかしい死」という感覚が共有されており，「自殺は不名誉きわまりないスティグマとなる」という［副田2001：206］。業績競争が肯定され，広く行われるこの社会においては競争に勝ち抜く能力と意欲のある人間だけが賞賛される。その一方で，自殺はこうした競争社会からの「敗北的退場」を意味するからであるという。

このように考えれば，自殺はこの競争に全面的に敗北したことを自分で認め，その認めたことを他者に知らしめることである。ただ，これほどまでに多くの人々が，脳卒中になって自殺を考えたことがあるという事実は，どう

考えればいいのだろう。それは，彼らが脳卒中になったことを自殺よりもさらに「忌まわしい」「全面的敗北」と考えていたからだと解釈できる。

　彼らが自らを「会社人間」と自認し，生きてきた社会は，紛れもない競争社会である。その中では，勝ち抜く能力のあることに高い価値が認められてきた。翻ってその社会では，病気や障がいを持つことは能力の欠如とみなされ，人として低く評価されている。これは，彼らが自ら内面化してきた病者や障がい者へのまなざしでもあった。ここには，E. ゴフマンがスティグマ（stigma）といった，常人と貶められる人とに，人を二分しようとする社会のからくりが潜んでいる [Goffman 1963＝2001：231]。

　彼らは脳卒中になって，医療専門職からは「もう治りません」と言われた。そして家族からは障がいが残るまま生き続けるより，いっそ死んでくれたほうがよかったと言われ，会社からはもう来なくていいと言われた。沼田さんは，「自分が世の中の役に立たないのだろうか，重荷になっているのではないか，そう思ったらそこでは自分にプライドが持てないんですよ」と言っていた。森山さんも，「一番辛かったのは，何もできない，社会や家族のお荷物になったという感情」であったと言う。

　彼らが脳卒中になって自殺を考えるようになったのは，「生きている値打ちがない」と他者からラベル付けをされる前に，自分からそうした評価を下すことで，かすかな誇りを保とうと考えたからではないだろうか。身体の自由を奪われ，それまでの生活を失い，競争社会で望ましいと考えていた能力ある自己像を維持していくという生き方を絶たれた彼らに残された最後の「主体的」な決定は，死だけだったのであろう。

◆「新しい自分」を発見して生き抜く

　しかしながら，そのような〈生きる〉ことを否定された状況に追い詰められても，ほとんどの人は生き抜いてきた。そしてその〈生〉に「新しい自分」を見出している。この弱く，傷ついた，痛みや苦しみを抱える〈生〉がどのように生き抜いているのか，その〈生〉を肯定する「新しい自分」を見出す

ためにどのような道筋が取られたのか，そこにはどのような条件があったのか，これらを明らかにすることが本書の課題である。

結論を先取りすれば，彼らは新しい状況に試行錯誤する働きかけをしながら，それを肯定的に意味づけて新しい経験を手に入れ，バラバラになった生命や生活の各位相をもう一度まとめ直すという作業をしている。危機に陥ったそれぞれの位相を元に戻そうと，可能なかぎり努力して再び自分で納得できるものにしている。また，元に戻らなくてもそれもまた自分なのだと思い返し，〈生〉の統合性を取り戻している。

その道筋は人それぞれであるが，そのことによってまるで「生まれ変わった」ように自分が変わるという経験をする。それが「新しい自分」の発見である。言葉が話せなくても，身体が不自由であってもよい。それまでのような家族の役割を果たすことができなくても，働いていなくても，そのような自分でも生きていてよいのだ。それでも自分の生きる意味はあるのだと，現在の自分を受け容れることができるようになる。この経験が，彼らが新しく参照すべきものとなる。

こうした経験の積み重ねは，自らの〈生〉を形づくるすべてを失うかのような状況を越えて自分とは何かを問い，自分が何者であるかを見出し，自らの〈生〉をまとめ直す過程である。続く第Ⅲ章と第Ⅳ章では，こうした過程を具体的に見ていく。

病いの現れ
──〈生きる〉ための 試行錯誤（1）

第Ⅲ章

危機に陥った〈生〉の各位相を，
可能なかぎり回復しようとする人々の
試行錯誤の営為を具体的に見ていく。
それは「絶望」と「希望」の間を
揺れ動く過程である。
他者に支えられながら人々は，
新しい身体の可能性を見出していく。

生命の危機からの試行錯誤
——第1の位相

 救命救急医療

◆生命を救う医療

　脳卒中になると，近くにいる人が呼んだ救急車によって病院のICU（集中治療室）に運ばれ，救命を目的とした急性期の医療を受けることになる。この時，救命のための医療と同時にリハビリテーション医療も始まっている。医療の現場では近年，早期リハビリの重要性が広く認識されるようになってきており，ICUにいるうちから理学療法士が手足を動かしたり，言語聴覚士が話をしに来たりする。そうした医療専門職の働きかけは，それぞれ拘縮を予防するための他動運動や言語能力を調べる言語評価といった専門用語で表される標準化された医療になっている。

　急性期といわれる生命の危機の状態を脱した後は，亜急性期と呼ばれる段階になる。この期間は約1〜3カ月であるが，この時期は免疫力が低下するため，嚥下困難から肺炎になったり，排尿困難から尿路感染などの合併症が生じたりすることがある。また，安静にして横になっていることに起因する褥瘡（床ずれ）や廃用症候群（手足の衰え）などの合併症が発生する恐れもある。そのため，こまめな痰の喀出，清拭，体位交換，他動運動（手足の拘縮を防ぐための他動的な関節可動域の維持と改善のための訓練）が，医療専門職によって治療として行われる。

◆ICUでの屈辱的体験

　ただし，聴き取りをした人の中には，生命の危機を救うための医療行為によって，自尊心を危うくさせられるような体験をしてきている人もいた。沼田さんは，導尿されるなどの医療処置を屈辱的なものと受け止めた。そうした処置をされることによって，医療専門職から尊敬されていないと感じてい

たのである。

> 「急性期なんて，トイレ行けないし，お尻だって自分で拭けない。看護師だって，そんな人に尊敬の念を抱けないですなあ。保護する対象として見て，憐憫の情を持つくらいで。少なくとも尊敬はないでしょう。憐憫の情を出されるのは，ものすごい屈辱ですよ。でも最初は反発するんですが，慣れちゃうんですよね。受け身になる」(沼田さん)

　辺見さんも，ICUでの導尿という処置に激しく抵抗した。病院に運ばれた時も辺見さんは意識を失っておらず，看護師から「導尿しますね」と言われ「下のことくらい自分でできる」と思って，かたくなに拒んだ。しかし結局は，絶対安静にしなくてはならない病状を説明され，自分の気持ちとしては嫌だったが，「ここは譲らなくちゃいけない」と思って導尿を許可した。
　辺見さんは，自身も寝たきりに近い人のヘルパーを何年もやっていたので，身体の不自由な人に対しては手助けが必要で，それは決して恥ずかしいことでもなんでもないと思っていた。しかし，自分が他人の世話になるほど身体が不自由になってしまったとは，その時どうしても思えなかった。そしてこのことは，辺見さんにとって屈辱的な体験としてずっと記憶に残っている。
　根津さんも，看護師に導尿の処置をされたことにショックを受けたという。排泄さえ自分でコントロールできなくなったという事態を身体の自由の剥奪と認識するとともに，プライベートな生活にさえ他者からの助けが必要となる屈辱的なことと感じたのだ。しかし，今の自分にとっては必要な処置なのだと自分に言い聞かせ，普段だったら決して受け入れられないことであったが，我慢して受け入れたのだという。
　看護師は，患者の生活を援助する専門職であるといわれる。ただし多くの人は，乳幼児期を除いてこれまでの人生の中で，食べること，身体を清潔にすること，さらに排泄という，最もプライベートな生活の場面を他者から援

助される経験を持っていない。

　プライベートなことで他人に迷惑をかけないということは，彼らにとって自立した大人であるための条件であり，自分で管理できずに援助を受けることは，受動性の極みとなる。だから脳卒中になった人々は，そうしたことに関して，看護師といえども他人から援助されることに違和感を抱き，自立した大人としての誇りを傷つけられたように感じるのである。

　生きるか死ぬかという場面であったとしても，人としての誇りというのは，本人にとっては重要な意味を持っている。導尿という医療的処置は，人々にとってそれまで当然のものとしてあった自尊心の部分に関わる危機を引き起こすことになる。彼らはそうした自分を自分であると認められず，〈生〉の統合は切り裂かれていく。

◆社会制度としての医療

　脳卒中になった後の〈生〉を生きていくことは，彼らにとっては初めてのことである。そして，何を目標に何をなすべきか，何をしたら何ができるようになるのかといった事柄は，生命の危機が差し迫っている初期の段階では不明なことも多い。

　そうした状況で彼らは，病院に運ばれる時点から医療という社会制度の中に位置づけられることになり，医療専門職からさまざまな働きかけをなされる。それに対して彼らは，それまでの経験を参照して病人役割を遂行する。つまり専門職に協力するという判断をして，意に反したとしてもその働きかけに応えていた。

　しかし，医療専門職にとっては当然の治療であったとしても，人々にとっては苦悩を伴うものとなることもある。皮肉なことだが，医療が人々の〈生〉の統合を損なうこともあるのだ。

リハビリテーション医療

◆リハビリテーション医療の適応

　やがて生命の危機を脱し，彼らは急性期の病院を退院することになる。この時，医療専門職からは，在宅か転院かという2つの選択肢が示される。在宅の場合は，退院していく場所があり，家族が受け入れを了承していることが条件になっている。転院に関しては2通りの意味があり，ひとつは機能回復に意欲的な人が機能回復を目的にリハビリ病院に転院する場合である。もうひとつは家族の事情などにより在宅生活が困難な人が，療養型施設や老人保健施設などへ転院する場合である。

　ただし，きわめて重度の後遺症が残り，訓練しても回復が見込めないような人に対しては，たとえ本人や家族がリハビリ病院への入院を望んだとしても，リハビリテーション医療は適用外としてリハビリ病院から断られることもある。また，すでに身体機能の回復が一定の水準に達した人，すなわちこれ以上，専門職による訓練を受けなくても十分に回復したと判断される人に対しても，リハビリテーション医療は適用されない。

　リハビリ病院では，患者の機能回復の可能性と方法を提示できるリハビリテーション医および理学療法士や作業療法士や言語聴覚士，患者家族の介護力を見極めることのできる社会福祉士や訪問看護師などがそれぞれの専門的視点から収集した情報を提供し合い，身体機能の回復や生活の再建を促すことを目標にした訓練が行われる。

　P. バーガーは，新しい状況に直面して途方にくれる人々に対して，制度は導きの糸となると言った [Berger 1963＝1979：152]。人生の途中で突然，脳卒中になり，自明性の崩壊という状況に陥り対処の仕方が見つからず途方にくれる人々に対して，医療という制度，そしてそれを担う医療専門職は，発症後の初期にひとつの対処の仕方を指し示してくれる。

◆リハビリ病院での治療・訓練のスタート

　では，脳卒中の発症後，2～6カ月の間を過ごすリハビリ病院で，彼らはどのように過ごすのか。若葉リハでの田淵さんの入院生活を例に具体的な過程を辿ってみよう。

　田淵さんは，2002年1月18日，59歳の時に脳卒中になり，妻に伴われて救急車で総合病院に搬送された。高血圧で左視床部に脳出血を起こしていて意識障がいもあった田淵さんに，総合病院では救命を中心とした急性期の治療が行われた。田淵さんの病状では手術の適応はなかったので，薬剤による保存的治療が行われた。治療の結果，生命の危機は脱したが，後遺症として右麻痺と失語症が残った。

　田淵さんの入院していた病院では，急性期の病状が安定すると，装具や杖を補助具として利用する歩行訓練が行われていた。しかし，田淵さんはより本格的な訓練をしたいと思ったので，リハビリを専門に行っている若葉リハに転院した。そこでは，まずリハビリテーション医が診察し，治療の目標と期間を設定し，理学療法士や作業療法士や言語聴覚士，ソーシャルワーカーや看護師などへ指示を出していた。当時の田淵さんは，従業員が8人いる会社を経営していた。妻は54歳で，会社員をしている26歳の次男と3人で暮らしていた。長男はすでに結婚し，別居していた。

　田淵さんは利き手である右側が麻痺になったので，治療目標としては復職を射程に入れて，杖を使って歩行できるようにすること，および左手に利き手を交換することが立てられた。そのほかにも，基本的な日常生活動作（ADL）を自分でできること，入浴も一部の介助だけで行えるようにすることが目標となった。田淵さんの治療期間は2カ月と設定された。

　リハビリテーション医から理学療法士への指示は，週に4回，歩行訓練と応用歩行訓練を行うことと，自宅のトイレと風呂に手すりを設置する計画を立てることであった。作業療法士へは，週5回，利き手の交換をしながらADLの訓練を行うことが指示された。また言語聴覚士には，言語機能を評価して，

週3回の言語訓練を行うことが指示されていた。さらにソーシャルワーカーへは，手すりを中心に家屋改善指導を行うことが指示された。看護師には，起居動作やベッドから車椅子への移動を自分でできるように促すこと，ADLを日々評価し，かつ訓練するように促すこと，ベッドサイドで座っては立ち上がるという訓練を1セット30回で，1日に4セットすることが指示された。こうして田淵さんの入院生活は始まった。

◆ハードな訓練スケジュール

リハビリ病院では，朝6時の起床から3度の食事，夜9時の就寝まで細かく時間割が立てられ，その間に訓練のスケジュールが組み込まれていた。訓練のスケジュールは1週間ごとに見直しをされ，改めて立てられていた。田淵さんのある週の訓練スケジュールは，週4回の理学療法，週5回の作業療法，週3回の言語聴覚療法（以下，言語療法と表記）であった。1回の訓練時間はおおよそ40分間であったが，言語療法だけは1回20分の時もあった（**表3**）。木曜午後の作業療法はレクリエーションを兼ねていた。筆者がいた時は，病棟患者全員が集まり，手作りボーリングを楽しんでいた。

[表3] 田淵さんの1週間の訓練スケジュール

	月	火	水	木	金
午前 9：00～	OT(40)		ST(40)		
10：00～					OT(40)
11：00～	ST(20)	OT(40)	OT(40)		
お昼					
午後 1：00～					
2：00～				PT(40)	PT(40)
3：00～	PT(40)	ST(20)	PT(40)	OT(40)	

PT：理学療法，OT：作業療法，ST：言語療法
（　）内は分

このように，ほぼ午前と午後にひとつずつ訓練室での訓練が入り，曜日によっては午前中に言語療法と作業療法といった2つの訓練が入ることもあった。病室から訓練室へはエレベーターで下に降り，長い廊下を越えていかなくてはならないため，移動距離は相当ある。食事は病室と同じ階にある食堂で摂るが，かなりのハード・スケジュールであった。

　ぎっしりとスケジュールが組まれることは，脳卒中になった人々にとって，損なわれた身体機能を回復させるためであることは明らかである。それに加えてこのことは，自明であった世界の崩壊で自らの置かれた状況を危機としか捉えられなくなった彼らに，起きるべき朝があり，行かなくてはならない場所があり，しなくてはならないことがあることを教えてくれる。スケジュールが与えられることは，彼らが「絶望」と困惑を抱える中で，「世界がまだ失われていない」こと，「未来は途切れたわけではなく続いている」という感覚を得させるための助けとなっている。

訓練室での訓練

◆理学療法の訓練室

　若葉リハでは，通常，看護師が訓練室まで連れて行くことになっている。また，家族などが見舞いに来ている時には，その人に訓練室への送迎をしてもらっていた。田淵さんは,長い距離を移動する際には車椅子を使っていた。そして，ほとんど毎日妻が見舞いに通って来ていたので，ほぼ毎回，妻に車椅子を押してもらって訓練室に向かっていた。

　理学療法の訓練室は，まるで体育館のようであった。天井は高く，床は板張り，いく種類もの運動器具のようなものが置いてあった。壁際には，「ろくぼく」と呼ばれる木でできた柵状の器具が置かれ，3段しかない小さな階段や傾斜のある台なども置かれていた。部屋の中央部分には，体操をする時のマットや診察に使うベッドのような台がいくつも並んでいた。そしてそれら

の周りを取り囲むように，床に赤色のテープが貼られていた。歩行訓練の時，この赤色のテープに沿って歩くためである。

　田淵さんの理学療法の訓練時間は，マットの上に横になり，理学療法士に足の筋肉を伸ばしてもらうことから始まった。それが終わったら，立ったままの姿勢を保持するという訓練に移った。田淵さんの理学療法での目標は，左T字杖，右短下肢装具介助歩行というものであった。すなわち，麻痺した右足に足首だけを支えるような短い補装具をつけ，左手でT字型の杖を使って歩けるようになることである。

◆立位から移動の訓練へ

　田淵さんに限らず，脳卒中で片麻痺になった人に対する理学療法では，装具をつけて杖を支えに立つことができることが訓練の第一歩となっていることが多い。装具や杖で支えられていたとしても，立つことは，彼らにとって最初はとても難しいことなのである。

　たとえば右麻痺は，右手や右足だけが麻痺して動かないだけでなく，右側の顔や胸や腹など，身体の半分すべてが麻痺状態であることも少なくない。したがって，発症前のような身体の振る舞い方をしていたのでは，身体全体のバランスを崩してしまい，立っていることさえできず倒れ込んでしまう。そこで，立ったままでいるという訓練も必要になるのである。

　田淵さんも若葉リハに入院して間もない頃は，1人で立っているとすぐによろけてしまっていた。その日はすでに立つ訓練を始めて6週間経っており，立つ姿勢を保持することはすぐにできていた。

　田淵さんが杖と装具を用いて1人で立ったままの状態でいられることが確認されると，今度は移動の訓練に入った。理学療法士が背後に立って腰を支え，田淵さんの膝の後ろ側を自分の膝で押し出すようにして前進を促していた。「腰から降り出すように，足を前に出してくださいね」と理学療法士から言われた。田淵さんはその通りにやってみようとするが，なかなかできなかった。しばらく繰り返し訓練を行うが，その日はできるようにはならなかった。

40分の訓練を終えて，田淵さんはとても疲れたようだった。

◆作業療法室での訓練

　今度は，田淵さんの作業療法を見てみよう。作業療法室は，たとえてみる
なら学校の図工教室のようであった。壁には患者たちが制作した絵やコラー
ジュや書道といった作品が飾られ，つくり付けの棚には，絵の具や糊やはさ
み，粘土や木槌や模造紙が整理されて入っていた。若葉リハでは畳敷きの和
室やシステムキッチンも作業療法室に隣接していた。

　田淵さんの作業療法の目標は，利き手を交換して，日常生活動作ができる
ようになることであった。田淵さんはまず，左手で手にこびり付かない粘土
状のもの（セラプラストといわれていた）を伸ばして持ち上げたり，丸めた
りする訓練から始めていた。作業療法士によると，これはかなり弾性がある
ので，片手で引っ張り上げることはかなり力がないとできず，筋力をつける
訓練になるのだという。なかなか引っ張り上げられずにいる田淵さんに，「肘
を締めながら，上に向かって引っ張ってくださいね」と，作業療法士が声を
かけていた。

　それが終わると，田淵さんは小さなお盆にニスを塗るという工芸品を作る
訓練を行った。これまでの訓練時間ですでにお盆に和紙を張りつけてきたの
で，ニスで最後の仕上げをするのである。このような工芸品を作っている人
は作業療法室の中に何人もいた。ある人は，横に座った作業療法士に説明書
を解説してもらいながら，厚紙を組み合わせて小箱を作り，それに和紙を張
りつけていた。ある人は，作業療法士に手伝ってもらいながら，2枚の皮の
小片を皮紐でかがって眼鏡ケースを作っていた。またある人は，説明書を見
ながら1人でペン立てを作ろうとしていた。

　作業療法士によれば，工芸品を作ることは，何か物を作るという目的を認
識し，それを作り出す行程について順を追って覚え，実際に行うことができ
るようになるための訓練なのだという。

◆言語訓練の様子

　さらに田淵さんは失語症のため，言語訓練もしていた。言語訓練は，言語訓練室という4畳半にも満たない小さな部屋で，言語聴覚士と1対1で行われていた。田淵さんは，まず絵カードを見て，それが何であるかを答えるという訓練をした。絵カードは，葉書ほどの大きさのカードにひとつの絵が描いてあるものもあれば，画用紙くらいの大きなカードに6つの絵が描いてあるものもあった。

　初めは，1枚のカードにそれぞれ電話や本などが描かれているものを見せられたが，田淵さんはどれも当てることができなかった。「これ，何でしょう。何と申しましょう」という言語聴覚士の問いかけに，「えー，あー」と考え込んでしまった。失語症にもいくつかのタイプがあるが，田淵さんは絵を見てそれが何であるかは分かるが，名前が言えないというタイプの失語症だという。

　言語はそれまでの生活と密接に関連しているので，言語の訓練はその人のそれまでの職業や趣味を勘案しながら行われる。たとえば尾山さんを担当していた言語聴覚士は，尾山さんが長く測候所の仕事をしていたので，気象に関わる内容のことを話しかけたり，気象関係の絵カードを重点的に見せて何であるかを答えさせる訓練をしたりしたという。

スケジュール外の病院での訓練

◆日常生活動作（ADL）の訓練

　このほかに，スケジュールには書かれていないことも，リハビリ病院では訓練として行われていた。それは，たとえばベッドから起き上がること，衣服の着脱や洗面や排尿・排便，食事などといった生活に沿ったさまざまな訓練である。これらは，訓練室で行われる訓練のようにスケジュールには書か

れていないが，日常生活動作（ADL）訓練といわれ，リハビリテーション医療において重要な訓練と位置づけられていた。

　田淵さんの1日を見ても，朝，目を覚まして起き上がるところから訓練は始まっていた。それには，起居動作訓練という専門用語が付けられている。トイレに行ったり，洗面所に行って顔を洗ったり，歯を磨いたりすること，これらもすべて移動訓練という訓練の一環である。

　着替えは脱衣・着衣訓練といわれる。それはおもに寝巻きから服へ着替えることを指していた。病院によっては揃いのトレーニング・ウェアが支給されることもあるが，若葉リハでは各自好きな服を着ることになっていた。この日の田淵さんはグレーのスウェットの上下を着ていた。

　田淵さんは入院した当初に，上着を着たりズボンをはいたりする時は，必ず麻痺側の腕から袖を通し，麻痺側の足からはくようにという指導を看護師から受けていた。右利きだった田淵さんは，ボタンを留めるのもファスナーを閉めるのも，今までの利き手ではなく反対側の手でやっていた。もちろん，初めはなかなかうまくいかなかったが，徐々に少しの手助けだけで着替えられるようになっていった。

　食事もまた，リハビリ訓練になっていた。右利きだった田淵さんにとって，左手でスプーンを持つことは難しかった。さらに顔や口，喉も右半分が麻痺しているので，上手に口に運べず食べ物をこぼしてしまうことも多かった。しかし，それでもなるべく看護師などの介助なしに，自分で食べることが勧められていた。

　若葉リハでの食事は，病室でベッドに座って食べるのではなく，食堂に集まってみんなで食べるというものであった。田淵さんも3度の食事ごとに食堂に行き，こぼしても大丈夫なように，大きなエプロンをかけて食事をしていた。田淵さんのほかにもほとんどの人が，大きなエプロンをかけつつ介助なしに1人で食べていた。

　入浴も大切なリハビリ訓練の場となっていた。若葉リハでは，原則的に入浴日は週1回であった。基本的にこの日は在宅生活になってから介助する予

98

定になっている人（ほとんどが配偶者，あるいは嫁か娘）が病院に来ること
になっていた。入浴の手伝いをしながら，看護師から入浴時の介助の仕方を
教えてもらうためである。ここでは本人だけでなく，家族に対する訓練も行
われているのである。田淵さんの入浴の日は，妻が田淵さんの入浴に付き添
い，看護師から介助の仕方を教わっていた。

◆自主的な訓練

　このように，身支度から食事，入浴と，起きてから寝るまでのほとんどす
べての行為がリハビリ訓練の対象となり，起立訓練，移動訓練，着衣訓練な
どといった専門用語で名付けられていた。

　また，多くのリハビリ病院では，空き時間には病院の廊下を行ったり来た
りするといった自主訓練が推奨されていた。田淵さんの入院していた若葉リ
ハでは，廊下を歩いたり，階段を上り下りしたりする訓練をするために，A
コースとBコースという2つのコースが設定されていた。Aコースは50メー
トルと短く，緩やかなスロープがあるだけであり，Bコースは200メートル
と長く，途中に階段もあった。入院している人々のカルテには，見やすいと
ころに「Aコース監視歩行」や「Bコース」などと書かれていた。

　「監視歩行」というのは，歩行訓練をする時は，看護師や家族などの付き添
いが必要であることを意味していた。危険を避けるため，あるいは危険な状
況になっても助けを呼べるように，誰か──たいていは家族や看護師──が傍
について見ているということである。

回復への「希望」を持つ

◆リハビリ病棟の人々のある会話

　以上見てきたように，急性期の病院やリハビリ病院に入院している間，彼
らは制度として与えられた訓練スケジュールに促されて，リハビリ訓練をし

ながら過ごしていた。これは一見，制度に従って淡々とこなしているように見える。ただし，その過程で彼らは，自分もやがて回復するかもしれないという「希望」を持てるようになっていた。

　ある日の午後，若葉リハのナースステーションの前の廊下には，瀬古さん，祖父江さん，田淵さんの3人がいた。瀬古さんは歩く訓練（歩行訓練）をしており，祖父江さんは椅子から立ち上がったり座ったりする訓練（起立訓練）を行おうとしていた。田淵さんは廊下のベンチに腰掛けて，瀬古さんと祖父江さんを眺めていた。田淵さんの妻は，その様子を少し離れたところから見ていた。

　瀬古さんは，杖を使って歩きながら「前進あるのみ」と言った。それを聞いていた祖父江さんは，その通りとうなずきながら，瀬古さんの歩く姿に対し「まっすぐになっているよ」と，賞賛の言葉をかけていた。やがて祖父江さん自身も立つ姿勢から座る姿勢に移る訓練を始めた。その姿を見ていた瀬古さんは，「座る時，ドスンと座らないで，力入れて。筋肉つくよ」と言って，祖父江さんにアドバイスをしていた。

◆主体化へのチャンス──〈生〉の闘いとしてのリハビリ訓練

　彼らは，それぞれ思ったことを声に出し，杖を使いながら，ゆっくりと立ったり座ったりの動作や歩く動作を訓練していた。そして，やがて疲れてくると，ベンチに腰掛けてはおしゃべりをするのだった。

　これは一見，軽口を叩きながらのんびりとやっているように見える。しかし，本人たちにとっては，自分の身体の限界と可能性をひとつひとつ確かめ，今までの何を諦めなければいけないのか，これから何に「希望」をつなぐことができるのかを手探りする〈生〉をかけた真剣な闘いなのである。廊下を歩いたりする訓練は，病院で推奨されている訓練ではある。だが，そこには単に与えられたスケジュールに沿っているだけではない，彼らが自らの身体を取り戻そうと試行錯誤する営為が見て取れる。

　祖父江さんが立った姿勢から座るという動作をしようとする時，瀬古さん

は,「ドスンと座らないで,力入れて。筋肉つくよ」と,身体の使い方についてのアドバイスをしていた。この時の瀬古さんは,麻痺した身体で座るという動作をする時に,どのように意識をして,どんなふうに筋肉を動かしたらよいか,試行錯誤しながら身につけた自らの経験を祖父江さんに伝えようとしていた。瀬古さんは,自分でコントロールできなくなった身体を再び自分のものとして取り戻そうとし,自分なりの方法を見つけ出していた。それを祖父江さんに経験として伝えようとしていたのである。

　こうした自分の身体を取り戻せた体験が何回も積み重ねられることで,やがて本当に自分の身体を取り戻す「希望」が持てるようになる。彼らが自主的に行うリハビリ訓練には,身体を元通りに動かせるようにする訓練以上の,主体化するチャンスという意味がある。

◆制度の中にもある主体化するチャンス

　このようなスケジュール外のリハビリ訓練で見出せた身体の回復のための訓練以上の意味は,実はスケジュールに沿ったリハビリ訓練においても見出すことができる。訓練室で理学療法士に支えられながら,人々は一歩一歩踏み出す足の動かし方,半身の振り出し方,杖を突く位置を見つけようとする。こうした動きのすべてが,コントロールできなくなった身体を自分のものとして回復しようとする営為として捉え直すことができる。

　彼らがこうしたリハビリ訓練をするのは,病院で決められたスケジュールに従っているだけではない。今ある身体を自分のものとして認めて,やがて自分でコントロールできるようにしようとする「希望」を持とうとしているからである。

　この自分のものではないかのように,失ってしまったと思われた身体を再び取り戻そうとすることは,彼らが危機を克服しようとする営みと考えることができる。リハビリ訓練という制度によって提示された営みの中にも,主体が立ち上がっていく可能性をつかみ取ることができる。一見,受動的に与えられたように見えるリハビリ訓練という制度や病院という場が,極度に「絶

101

望」した人々が再び〈生きる〉という方向に向かうチャンスの場となっているのだ。

◆主体の「変容」と仲間との「出会い」

　以上見てきたように，制度の内部と外部における諸営為が積み重ねられ，その人なりの回復が達成される。そのことによって，やがて脳卒中になったとしても，「その自分も自分なのだ」「なんら損なわれることのない人間として生きていくことはできるのだ」と思えるようになる道筋を歩むことができる。この道筋の上に，「新しい自分」になるという主体の「変容」がある。

　この「変容」においては，仲間がいる。すなわち本書で「出会い」といった重要な他者との相互行為が重要な契機（モメント）になっている。瀬古さんにとっては自分の経験を伝えられる相手が，祖父江さんにとっては参照できる経験を教えてくれる相手が，田淵さんを含めた3人にとっては同じ境遇にあってこれからどのように〈生きる〉かを模索する会話をする相手が，互いに不可欠だったのである。

　そのような他者と「出会い」を果たしたことによって，自分の〈生〉は否定されているわけではなく，これからも人として生きていけるのだという「希望」を持つことができるようになるのだ。

第2節

コミュニケーションの危機からの
試行錯誤——第2の位相

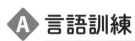
A 言語訓練

◆入院中の言語訓練

　江藤さんは，1994年6月，ちょうど50歳の時に脳卒中を発症した。発症してすぐはICUで過ごし，その間に失語症の診断がつけられた。そして，ICUにいるうちから言語聴覚士が来て，名前を聞いたり，挨拶をしたりといった受け答えの評価や訓練が行われた。江藤さんはその後，ICUから一般病棟に移った。すると，その日のうちに作業療法士がベッドサイドまで来て，ボードに開けられた穴に棒を通すゲームのような訓練が行われた。右足の麻痺はさほど重くなかったので，発症後1週間目には理学療法士により杖を突いて歩くという訓練が開始された。

　その頃には言語の訓練はベッドサイドではなく，言語訓練室で行われるようになった。言語聴覚士に絵が書いてあるカードを見せられ，それが何であるのかを問われたり，また時計を見せられ，それが何時であるかを聞かれたりした。江藤さんは手や足の訓練は積極的に行うことができた。しかし，言語の訓練に関しては，どうして自分がこんなことをしなくてはならないのかと思い続けていたという。

　江藤さんは，自分が思った言葉を相手に伝えることができず，また他の人が言っていることが理解できないことを「ほんと，しゃくにさわる」「おかしい」と思っていた。しかし，それを言語聴覚士が言語訓練をすることで回復できるようなものだとは思っていなかった。そして，絵カードを見て名前を当てる訓練や，そろばんを使って計算する訓練を「どうして俺，こんなにやらなきゃならないのかな」と思い続けていた。

　江藤さんの言語訓練はなかなか進まなかった。退院した頃も，鉛筆を左手で支えて持っていなくては右手で書くことはできないという状態であった。

平仮名もまったく分からなくなっていて，1字書くにも疲れたと言って溜息をついていた。

　江藤さんはその後，急性期の病院からリハビリ病院に転院し，そこで理学療法や作業療法の訓練と言語訓練を続けた。歩くことはだいぶ回復して，杖を使っての階段の上り下りもスムーズにできるようになっていた。しかし，言語の訓練は進まず，思ったことがなかなか言葉になって出てこなかった。

　江藤さんの入院した病院には，高齢者が多く，江藤さんのように50歳で入院している人はほとんどいなかった。そのくらいの年代の人は，入院せずに外来で訓練を行っていた。そこで江藤さんも，入院を続けるよりも外来で言語の訓練だけをすればよいと考え，予定よりも2週間早く退院した。

◆退院後の言語訓練

　退院してから江藤さんは，3年の間，1週間に1回，外来の言語訓練に通い，そのほかに毎日30分，妻に付き合ってもらいながら言葉の訓練を続けた。

　江藤さんの妻は，かつて医師に「良くなりますか」と聞いた時に，「これ以上，良くなることはありません」と言われ，大変なショックを受けた。しかし，「なにくそ」と思い，「治るという奇跡なんてないかもしれないけど，とにかくやってみよう」と思って，この間，夫と一緒にリハビリ訓練を行ったという。

　江藤さんは言葉を発するのに困難を伴い，漢字はある程度理解することはできるが，平仮名で書いてあるとまったく分からないというタイプの失語症であった。それで，初めの頃の訓練は，絵と漢字単語を照合させて，物と言葉に関する意味理解を固めたりする訓練を行っていた。また，2文節の文章を完成させるという課題を行ったり，簡単な動作命令を聞いてその通りに動作したりする訓練をした。自宅においても漫画で表現されている内容を文字で表したり，少し長い文章を完成させたり，発声された少し長い言葉を復唱したりといった訓練をした。

　江藤さんの妻は，この間の訓練で使った練習紙やノートをすべて保管していた。それらは，大学ノート5冊を含めて，30センチ以上の厚さにもなっていた。この30センチ以上に及ぶ練習紙やノートは，江藤さんがなんとかして言葉を取り戻そうとする試行錯誤の過程そのものである。初めのうちは，「川」や「山」など簡単な単語が書かれていた。しばらくすると「薔薇」や「醤油」など，失語症でない人でも，読めたとしてもとっさには書けないような難しい単語が書かれていた。やがて，短い文章に移っていき，作文のような文章も書かれていた。

◆話せないという「絶望」

　これだけの訓練を続けることは，膨大なエネルギーを必要とすることであった。こうした長い訓練の過程では，なかなか目に見えた回復が訪れない時期も多々あった。江藤さんは，時には訓練を中止してしまおうという気持ちにもなった。しかし，そのような中でも，江藤さんはこうした訓練を毎日続けた。

　ただその間，すなわち発症後2，3年の間，江藤さんはずっと落ち込んだ気持ちを抱えていたという。江藤さんの場合は失語症が重く，家族ともコミュニケーションがとりにくい状態であった。家族もまたそうした江藤さんにどのように接してよいのか分からず，困惑していた。思いを伝えられない江藤さんが怒りに駆られて，家族に手を上げることもあった。

　江藤さんは調理師として元の職場に復帰を果たしていた。だが，同僚から何かを話しかけられても何を言っているのか分からず，また返事をすることもできず，「頭の中いかれていると思われている」と苦悩していた。毎日これほどまでに訓練を続けてもなかなか治らないので，意味のない言葉の訓練を繰り返しさせる病院の外来で担当の言語聴覚士のことは「大嫌い」であった。「やだなあ，なんでこうなっちゃったのかなあ」と，片麻痺と失語症になったことに絶えず疑問を持ち，良くならないことに苛立っていた。そして，そうした苦しい思いを伝えることさえできないことに「絶望」していた。

Ⓑ 「治る」ということ

◆「絶望」から「希望」へ──「治る」と思えた瞬間

　発症してからちょうど1年経った1995年7月，江藤さんは病院の言語聴覚士に勧められて，地域の保健所で開催されていた「みさきの会」に入った。「みさきの会」は，保健所が主催した機能訓練教室で知り合った失語症の人々やその家族が，保健所や病院に所属する理学療法士や言語聴覚士の協力を得て立ち上げたばかりの失語症の患者会であった。江藤さんを担当していた言語聴覚士も，この患者会の立ち上げに協力した医療専門職の1人であった。

　江藤さんは初め，この患者会に行くのがとても嫌だった。保健所まで通うのは億劫だし，話せないので人に会うということが苦痛だったからだ。しかし，嫌だと思いながらも，江藤さんは毎月1回例会が開かれるこの患者会に2年の間，妻とともに通い続けた。その間も，江藤さんは言語のリハビリ訓練を妻とともに毎日30分間行いつつ，良くならないことに憤り続けていた。

　そんなある時，江藤さんは自分が変わってきたことに気づいた。発病してから4年経って，江藤さんは自分の障がいが「治る」と感じるようになったのである。その変わったきっかけを江藤さんは，言語聴覚士を好きになり，失語症が治ったと感じたからだと考えていた。

> 「（言語聴覚士の）先生がいたからね。先生を好きになったからかも。（障がいを）認めたくないけど（認められるようになった）。何で（言語聴覚士は）こんなしつこく言ってくるのか（と最初は思っていた）。どうして俺，こんなにやらなきゃいけないのかなと思って。3，4年過ぎて，訓練を続ければ治ると分かって，障がいも受け（容れ）られるようになった。このまま死んじゃつまらないと思って」（江藤さん。カッコ内，筆者挿入）

　江藤さんは自分が障がいを持つことを認めた時に，障がいが「治った」と感じるという逆説を経験している。江藤さんのその当時の言語機能の状態は，客観的な基準に当てはめたなら「治った」とはいえないようなものであった。聴き取りをした時点でも，江藤さんの妻によると，「私なんかも時々，何が言いたいのか通じない時もありますね。まして外へ行ったら通じないことありますよね」というものであった。しかし，確かにその時，江藤さんは失語症が「治った」と感じたのである。

　江藤さんにとって「治る」ということは，言語に障がいがあったとしても，コミュニケーションがとれる，すなわち他者と人としての関係が築けると思えるようになった瞬間であった。失語症になり，言葉を失ったとしても自らの思いを伝えることができる，他者とコミュニケートする振る舞い方が分かったという感覚を得たことが，江藤さんにとっての「治る」という経験となっていた。これは客観的なものではない，主観的に認識された回復である。この回復を経験したことは，江藤さんにとって「絶望」から「希望」へ向かう転換点となった。

◆「大嫌い」から「好き」になるまで

　この回復のきっかけを江藤さんは，「（言語聴覚士の）先生を好きになったから」と考えていた。初めは「大嫌い」であった言語聴覚士を「好き」になるまでには，4年の歳月が横たわっている。その間，江藤さんはこの言語聴覚士を「嫌い」と思いつつも，彼女の提示する訓練を一生懸命に行った。また言語聴覚士も江藤さんを理解しようと努め，江藤さんが言葉を回復するための訓練メニューをあれこれ考えてきた。そうした体験が積み重ねられていく中で，江藤さんは言語聴覚士から人として認められ，回復のための努力を注がれていることを感じ取り，言語聴覚士を「好き」になったのである。

　この時，江藤さんは，言語聴覚士との間に特別な「出会い」を経験している。すなわち，互いに互いを必要としつつ，支え合うという関係性が築き上げられ，病いの後を生きるという新しい状況への対応につながる場がもたら

されたのである。江藤さんがこの言語聴覚士を「好きになった」ということは，その存在が自分にとって必要だと思えるようになった時である。

　このように江藤さんが思えるようになったのは，この言語聴覚士も江藤さんを人として尊敬し，その存在を必要としていたからである。だからこそ江藤さんは，言葉が不自由であったとしても人間的な関係性が築けると考えることができるようになり，「治る」と思えるようになったのである。

　江藤さんは，元通りに完全に治ってコミュニケーションの能力を取り戻せたわけではない。しかし，現在の自分でも，他者と豊かにコミュニケートすることができると思えるようになったのである。これが，主体が新しい経験を手に入れて，まるで生まれ変わったように今までとは異なる見方で世界を捉え返すことができるようになるという，「変容」である。

　江藤さんは「治る」という感覚を得て，「このまま死んじゃつまらない」と，〈生きる〉ことを続けようと思うようになった。この時，江藤さんにとって話せないということは，もはや「絶望」的な危機ではなくなっている。言葉を話せないとしても他者から人として認められ，互いにコミュニケートできることを知った江藤さんは，そのような自分も人として欠けたところのない人間なのだと思い直している。これはとりもなおさず，江藤さんが分裂した〈生〉の統合を取り戻したということである。

身体の危機からの試行錯誤
——第3の位相

 入院中のリハビリ訓練の困難

◆訓練がスケジュール通りにできない

　脳卒中による手足の麻痺や失語症という障がいは，ほとんどの場合，病院で立てられたスケジュールに沿って淡々と訓練すれば回復していくものではない。スケジュール通り訓練を行ったとしても，元通りの身体に回復しないこともある。

　森山さんは急性期を過ぎた後，1日も早く身体機能を回復して職場に戻れることを目指し，意欲的にリハビリ訓練に取り組んでいた。そして病院のスケジュールに定められた訓練のほかにも，自主的に脚の屈伸体操をしたり，妻に支えてもらいながらトイレまで行くような歩行訓練をしたりした。

　しかし，そうした訓練がたたって，血液検査で肝機能が良くないことが発見された。その結果，主治医から絶対安静を言い渡され，それまで行ってきた訓練はすべて中止せざるをえなくなった。その後も肝機能はなかなか良くならず，絶対安静の期間は3週間に及んだ。訓練を張り切ってやりすぎたと反省するも，その間に森山さんの腕や腿や臀部の筋肉はすっかり落ちてしまった。そして，麻痺側の右腕の関節もすっかり固まってしまった。

　この時，森山さんは，「腹の底からやり場のない激しい怒りが込み上げてきた」と言う。その怒りは，訓練をしなければ良くならないと思って訓練に励んだ結果，肝臓が悪くなり，かえって訓練ができなくなったという，やるせない悔しさでもあった。訓練してもしなくても，悪くなった身体は自分ではもうどうすることもできないと，森山さんは自暴自棄になる寸前であった。森山さんはこの時，ベッドの脇にあった杖をつかみあげ，その怒りをぶつけるように布団やベッドなど所かまわずに激しく叩きつけた。身体を支える太い杖は，その衝撃でくの字に曲がってしまった。

109

森山さんは，それでも良くなろうとする「希望」を捨ててはいなかった。やがて肝機能が良くなったという診断を得ると，早速リハビリ訓練を再開した。ところが再開した4日目，麻痺側の右肩を亜脱臼してしまった。幸い手術するほどの脱臼ではなかったが，医師から肩の運動を中止するように言われ，しばらくの間，三角巾で腕を吊っていなくてはならなかった。亜脱臼した後，右腕は硬く拘縮してしまい，少し動かしただけでも筋肉と骨がナイフで削ぎ取られるような痛みを感じるようになった。

　またしても森山さんの良くなろうという気持ちは，打ち砕かれた。身体を回復させようとリハビリ訓練をすることでかえって身体の痛みが増し，いったい自分は何をしたらよいのかという迷いが生まれた。病気になったらすばやく良くなろうとして，あらゆる努力をするというそれまでの森山さんの経験を参照していては，この事態は対処のしようのないものであった。

　このように，思うようにリハビリ訓練が行えないことは，身体が麻痺したことによる危機の意識にさらに追い討ちをかける。スケジュールに沿ってリハビリ訓練をすれば回復するだろうと，いったんはついた将来の見通しも再び失われてしまうのである。

◆目標通りに回復しない

　また，スケジュール通りにリハビリ訓練をしたとしても，設定した目標ほどには回復しないこともある。辺見さんは，リハビリ病院に入院して1カ月くらい経った時に，訓練の成果が出てこないことに焦りを感じたという。車椅子で移動していた同時期に入院した人たちは，訓練して次第に歩けるようになっているのに，辺見さんはなかなか歩けるようにならなかった。辺見さんはその時，リハビリ訓練に対する意欲が急速に失われていくのを感じたという。そのことは，身体の回復を否定的に考えさせるだけでなく，自分を責めるようにさせ，自己否定にまでつながっていった。

　　「もーう，だめだー。悪いことばかり考えるの。退院もできな

110

　　いし，私のこと，誰も必要としない。家にも帰れないんだろ
　　うって」(辺見さん)

　辺見さんはこのように思い，リハビリの訓練室に行くことを拒否した。看
護師になだめすかされて訓練室に連れて行かれても，車椅子からなかなか立
ち上がれず，理学療法士の顔を見ることさえ嫌なことだと思っていた。同じ
訓練スケジュールでほかの人は回復しているのに自分だけ回復しないのは，
自分の努力が足りないからだとも思った。きっと，理学療法士や家族もその
ように自分の努力が足りないと思っているのだろうとまで考えた。

　それまでの辺見さんは，母親として子どもたちから頼りにされ，子どもに
孫が生まれると，その世話を任されたりもする家族の中心的存在であった。
それなのに，歩けるようにさえもなかなかならない。それで，「自分はもう何
もできなくなってしまった」「そんな自分など家族から見放されてしまう」と
思った。

◆リハビリに方程式はない

　福田さんは，リハビリ病院で長く入院している脳卒中の先輩から「リハビ
リに方程式はない」と言われたという。それは，ある人に効果が上がったの
と同じやり方が，別の人に当てはまるとは限らないという意味であった。脳
卒中による後遺症の出方は人それぞれで，そこからの回復の仕方も人それぞ
れである。訓練をたくさんやったからといって，効果が上がるというもので
はない。さらに訓練の効果というのは，個々の医療専門職の能力による部分
や，また本人と医療専門職との相性による部分も少なくないのだ。

　このように人々は，リハビリ訓練によって本当に良くなるのだろうかと疑
いの念を持っていた。その一方でリハビリ訓練を続けていれば良くなるので
はないかという「希望」を抱きつつ，試行錯誤していた。自分の身体が失わ
れたかのような危機の状況において，いわば否応なくリハビリテーション医
療のレールに乗ることは，一方で救いであるが，成果が上がらない場合は腹

立たしいものである。しかし，それでも失われた自分の身体を再び取り戻すため，多くの人々は自分に合った方法を試行錯誤しながら探し出して，工夫しながらリハビリ訓練に励んでいた。

　ただし，聴き取りをした多くの人は訓練をやめたいと思ったことがあると言っていた。そして実際に一時期リハビリ訓練を停止したという人もいた。田中さんは，いくら訓練をしても立てるようになったり，歩けるようになったりという成果が上がらなかった。そのことに田中さんは苛立ちを感じた。そして，リハビリ病院に入院してはいるものの，訓練の時間になっても訓練室に行かなかったり，訓練室に入っても訓練を拒否したりすることがあった。この場合，動かない身体は，状況が今と変わらず危機的なものであり続ける。

入院中の試行錯誤

◆あらゆる訓練を試す

　多くの人が，脳卒中によって今までとはまったく異なるものになってしまった身体をなんとか元通りに回復しようと，さまざまな訓練を試していた。聴き取りをした人の中にも，制度によって提供される訓練以外に自ら工夫しながら，また身近な他者から情報を得たりしてリハビリ訓練を行っている人がいた。たとえば，根津さん，瀬古さん，二谷さんはそのような人たちであった。

　根津さんは64歳の時に脳梗塞を発症し，左麻痺となったが，入院中から自分で工夫して身体を鍛える訓練を行っていた。根津さんは，校長を務めたこともある教育者であり，発症した当時は嘱託で博物館の館長をしていた。高齢である妻の両親を将来的に介護するために両親の住んでいる家の敷地内に家を建て，引越しをしたばかりの時に発症した。

　だから「脳卒中になって自分が介護を必要とする立場になってしまった」という思いが根津さんにはあった。そして「このまま寝たきりになることだ

けは絶対に避けたい」と強く思っていた。そこで，入院中も就寝時間以外は，なるべくベッドで横になったままの姿勢をとらず，身体を鍛えるために動き回っていたという。根津さんは，動き回ることで，寝たきりになることを防げると考えていたからだ。

　根津さんは，看護師に頼んで車椅子をベッドの脇に置いてもらい，ベッドから移る練習をした。また，車椅子に乗っていても手で車を回すのではなく，麻痺のない右足で床を蹴って，病院内はどこへでも行ったり来たりしていた。根津さんの入院していたリハビリ病院では，通常，病室から訓練室までは看護師か家族に車椅子を押してもらって行くのだが，根津さんは訓練室まで自分で車椅子をこいで行っていた。ベッドに横になっている時でさえも，布団を足元に丸めておき，その上に足を乗せてベッドの柵を蹴るという運動をしていた。

◆独自の「知的リハビリ」

　二谷さんは，51歳で脳出血を発症し，左麻痺になった。リハビリ病院で提供される身体機能回復の訓練は「ぬるま湯」のようだったと言い，「せめて頭のほうは自分で治そう」と思って，独自に「知的リハビリ」を始めた。二谷さんの入院したリハビリ病院でも，田淵さんの入院した病院と同じような訓練のスケジュールが立てられていた。しかし，二谷さんは自分にとっては1日の訓練時間が短すぎるし，進度も遅いと感じていた。1日も早く歩けるようになりたい，手を動かせるようになりたいと思う二谷さんにとっては，病院で提示されるスケジュールは満足のいくものではなかったのだ。

　また二谷さんは，失語症という診断は受けていなかったが，「脳が損傷したのだから知的能力も落ちてしまったのではないか」と思った。そこでリハビリ病院に入院してから1カ月目にして独自に「知的リハビリ」を開始した。それは，二谷さんが脳卒中になる前から使っていたという京大式カード（B6判サイズのカードのこと）に，入院生活の中で，あるいはテレビや新聞のニュースを見たりして気づいたことをメモすることであった。考えては書き，

113

それを読み，また考えるということを実践することで，二谷さんは読み書きの力や考える力を訓練しようとした。

このように自ら工夫したり，他者から情報を得たりして，人々はどのような方法が自分にとって効果があるものなのか，試行錯誤しながら模索していた。誰かにとって効果が上がる訓練が，自分にとっても当てはまるとは限らない。だが人々は，こうした数々の試行の中から自分に合った訓練を見つけようとしていた。

退院後の試行錯誤

◆自宅という「別世界」

聴き取りをした人々の多くは，一定の期間，リハビリ病院に入院しながら身体機能の回復のための訓練を行い，やがては退院して自宅に戻り，療養期間を過ごしていた。彼らは，一時的に社会生活から切り離された病院で生活することになったが，退院すればまた元の生活の場所に帰っていくという過程を経ていた。

しかし，病院から退院して彼らが帰っていく場は，それまで彼らが自明なものとして生きてきた世界とはまったく異なる別の世界であった。彼らは家に帰ったとたんにそれを認識させられていた。

退院した後の生活は彼らが今までの経験を参照しても，まるで予想が立たない不確実なものであった。病院にいる間は，あらかじめ決まったスケジュールがあった。しかし，退院して自宅に戻ると，朝何時に起きるのか，起きたら何をするのか，どのようにして日中の時間を過ごすのか，何時に寝るのかといったことは，すべて自分で決定していかなくてはならなかった。

仕事は休まざるをえなくなり，何時に何をしなくてはならないという時計時間に規定された生活は失われていた。人々は日々刻々と刻まれる時間の中で，自分はいつ，何をしたらよいのか見当をつけることが困難になっていた。

◆気がつけば「テレビの番人」

沼田さんは54歳で脳梗塞を発症し,左麻痺になった。病院を退院して自宅療養をしている時,「テレビの番人」をしている自分に気づいて愕然としたという。沼田さんはそれまで,毎日,妻に駅まで車で送ってもらい,片道1時間半をかけて会社に通っていた。会社では,海外駐在したこともあるエリートの「会社人間」として一生懸命働いてきた。その自分が1日中,家の中に閉じこもり,テレビだけを相手に無為に過ごしている。これは,まったくどういうことか。沼田さんは,そのような自分は自分でないという思いを持った。

何をしたらよいのか,何をすべきか分からないということは,さらに根源的な〈生〉の問題になっていた。多くの人は,「脳卒中になった自分がどう生きるべきか」「このような自分が生きていてよいのか」という問いを絶えず自分にするようになっていた。

野中さんは57歳で脳血栓になり,左麻痺の後遺症が残ったが,リハビリ病院を退院する時の思いをこう語っていた。

> 「(リハビリ病院に)入院してから6カ月で退院してもよいですよと言われたんですが,嬉しい反面,どう生きようか悩んだんですよ。7月に自分の部屋に帰って,ベッドの生活をしました。雨戸を閉めっぱなしにして,ぼろぼろ泣きましたよ。今思い出しても涙が出ますよ」(野中さん)

野中さんは,病院にいた時よりも自宅に帰ってからのほうが,身体が麻痺したという事実に悩んだという。家の中は段差が多く,また廊下の幅も狭く,車椅子で移動することは不可能だったので,杖を突いて歩かざるをえない。

退院時の野中さんは,部屋の中くらいは杖で歩けるようになっていた。だが,自分の部屋からトイレまでの距離を移動することは,なかなかできるよ

115

うにならなかった。また，発症前は畳に布団を敷いて寝ていたのをベッドに換えはしたが，ベッドから起き上がることからして一苦労であった。しかも，野中さんの妻は，野中さんが何をする時もほとんど手助けをしてくれなかった。

　妻が野中さんの介助をしないのは，野中さんが自分でできるよう促すためだったということがのちに判明した。しかし，当時の野中さんは何もしてくれない妻を「なんて冷たい女だ。こんな女と結婚した覚えはない」と恨んだという。発症してから4年後に野中さんは自宅をバリアフリーに改造することになり，家の中の移動はずいぶん楽になった。ただ最初の1年目はどうしたらよいか分からなくて，おろおろして何も考えられなかったという。

　今村さんも「病院は天国，退院したら何をしたらいいか分からなかった」と言っていた。聴き取りをした人のうち，何人もの人々が，「自宅よりも病院にいるほうが，まだましだった」と言っていた。自宅に戻ってからは，毎日の生活をいかに過ごしていったらよいのか分からないという苦悩に襲われ，無為に毎日を過ごす何もできない自分に苛立ちを感じるようになっていたからである。

◆病院での訓練が役に立たない訳

　入院中にリハビリ訓練をして動けるようになったとしても，退院して家に帰るとそれが実際の生活に役に立たないこともある。病院で理学療法士から足の運び方を教えられて歩けるようになったとしても，退院して自宅に戻るようになってからは勝手が違い，病院の時のような歩き方ができなかったという体験を多くの人がしていた。

　病院のように，十分なスペースのある空間や手すりがなかったり，至る所に段差が設けられたりしているために，家の中の移動は難しい。また近所に外出すれば，砂利道があったりする。舗装されている道路だったとしても横断歩道付近で斜めに傾いていたり，点字ブロックがあったり，自転車が止めてあったりする。そうしたことがすべて障壁になって，病院で歩けるように

なったとしても，退院してからはなかなか外出ができなくなっていた。

　このことは，会社を休んだり辞めざるをえなかったりして，ただでさえ外出の機会が狭められている人々に，追い討ちをかけていた。このような状況の中で，一度は杖を使って歩けるようになったのに，再び車椅子に戻ってしまう人もいた。

　そのほかにも，本人にリハビリ訓練を続ける意志があっても，退院したとたんにそれを行う医療専門職にかかることが困難になることもあった。尾山さんは，神奈川県にある評判の良いリハビリ専門病院に入院して訓練し，一度は杖を突いて歩けるようになった。そして，1996年10月に退院して三宅島に帰った。だが島には理学療法士や作業療法士などのリハビリを専門に行う医療専門職がいなかった。そのため，1人でこつこつと訓練したものの杖歩行ができなくなり，やがて家の中でも車椅子で移動するようになってしまった。また，島には言語聴覚士もいなかったため，言語の訓練も中止せざるをえなかった。尾山さんは，家の中に閉じこもるようになって，元の快活さは失われていった。

◆自分なりの訓練

　退院してから自分なりの方法で精力的にリハビリ訓練をした人もいた。根津さんは病院入院中も自主的に訓練していたが，退院後も自宅で自主訓練することを自らに課していた。根津さんは，退院してから現在に至るまで，毎朝6時半に起きて，1時間くらい訓練していた。首の上下左右運動を50回，手を上げ下げする運動を100回行い，さらに膝の屈伸運動をしていた。

　根津さんはまた，毎日1万歩を歩くことも目標としていた。夜になっても1万歩に達していない時には，近所を歩き回って1万歩を歩いた。たとえば寝る時になって，まだ8,000歩しか歩いていなかったのが分かったらもう1回起き出して，あと2,000歩を歩くのだという。根津さんはリハビリ病院を退院する時は杖や装具を使って歩いていたが，退院してから自分で訓練しているうちに杖も装具も必要なく歩けるようになった。

「今はもう杖は突かないですけど，一応持っているんです。退院する時，Ｋ病院で装具と杖をつくって退院したんですよ。でも絶対寝たきりになっちゃいけないと思ったので，こんな（装具の着いた）靴なんて，いつか取っちゃおうと思った。"杖なんか突いていられるか"と」（根津さん）

　右麻痺で失語症であった江藤さんも退院後，手の訓練のために毎朝，麻痺した右腕をぐるぐると妻に回してもらっていた。妻は，江藤さんの入院中，毎日見舞いに来ており，その度に理学療法士のする手の訓練を見て覚え，退院してから2年もの間，毎日続けて行ってくれたのだ。

　江藤さんは，また歩行訓練のために妻と一緒に夜の散歩をした。天気が悪い日を除いてほとんど毎夜1時間くらい散歩したが，これは3年間続いた。毎日の散歩のほかにも，休日になると江藤さんは景勝地などを訪れ，数キロの距離を散歩した。妻は，「どうにかして，少しでも良くなってほしい」と思って，この訓練に付き合ったのだという。

　このように過ごす中で，以前とはまったく異なってしまい自分のものとは思われなくなった身体を，それも自分のものであると認められるようになっていく道筋を人々は歩んでいた。

身体の回復

◆試行錯誤を経た身体の回復

　ここまでに見てきたように，多くの人が脳卒中の罹患後に試行錯誤を伴うリハビリ訓練を積み重ねていた。そしてそうした試行錯誤を経て多くの人々は，発症後にできなかった身体の動きができるようになった体験をしていた。それは，動かなくなった小指の先がかすかに動くようになったという小さな変化のこともあれば，車椅子から立ち上がることすらできなかったのに，再

118

び歩けるようになり，電車にも乗れるようになったという大きな変化のこと
もあった。こうした身体機能の回復は，人々にとって今まで経験したことの
ない種類の喜びとなるとともに，「変容」を促していた。

◆できなかったことが，できるようになる

　沼田さんは，「テレビの番人」として無為の日々を過ごしていた。それでも
週1回はリハビリ訓練のために病院に通ったり，妻と近所を散歩したりして，
努めて腕や足を動かすようにしていた。沼田さんは，発症1カ月目に，入院
していた病院の医師から「左手はもうこれ以上，良くなりません」と言われ
ていた。さらに沼田さんには，麻痺だけでなく，頭痛や体調不全といった身
体の不調もあった。そして，この状態がこれからも良くならずにずっと続く
のではないかと考え，退院してから数カ月は，まるで地獄みたいだったとい
う。

　そんな中で，退院後同じ病院に通う，すでに脳卒中になってから3年経つ
人から「1年目は大変だけれども，2年目は楽になる。3年目はもっと楽にな
る」という話を聞いた。沼田さんは，地獄のように思われた絶望的状況の中
でこの「先輩」に会い，この話を聞いたことが大きな「救い」となった。「先
輩」は，自分が脳卒中になってから徐々に回復していった経過を沼田さんに
話してくれた。それで沼田さんは，自分もいつかは良くなるという「希望」
を持てるようになった。

　沼田さんは，理学療法士に左手をぐるぐる回してもらったり，自分でも肩
を上下させる訓練を続けたりしているうちに，次第に左の肩に力を入れるこ
とができるようになった。肩に力を入れられるようになったことは，目には
見えないので他者からは分かりづらい回復である。しかし左肩に力を入れら
れると，沼田さんは楽に寝返りを打てるようになった。このことは沼田さん
にとって，身体の回復への確信につながる大きな意味を持っていた。

　そんなある時，沼田さんは，まったく力の入らなかった左腕を自分の意志
で動かすことができるようになった。この時はとても嬉しくなって，妻と喜

びを分かち合い，その夜はワインで乾杯したという。こうして沼田さんは，訓練を続けていれば，少しずつではあるけれど良くなる実感を得ることができた。

　その後も，沼田さんは，麻痺した手や足がなんらかの形で動くようになったり，それまでできなかったことができるようになったりする度に，妻とワインで祝った。沼田さんはこう言っていた。

　「医者からは，"これ以上，良くなりません"と言われた。ところが，現実はそうではない。これでは希望がないんです。障がいの受容なんて医者からは言われることないんです。医者に何が分かるんだ。逆に患者をディスカレッジするだけじゃないですか。

　　受容は大きなお世話ですよ。病気によると思いますよ。進行性の病気とそうでない病気では違うでしょう。脳血管は，進行性ではない。再発しないかぎり，悪くなることはないんです。リハビリさぼって悪くなることもありますがね」（沼田さん）

◆身体の可能性の発見

　沼田さんは，動かなくなった手や足が動くようになったと実感できた時，自分の身体の可能性を発見していた。良くならないと言われたことを鵜呑みにするのではなく，自分なりの良くなり方があることを発見したのである。この時，沼田さんは「変容」への道筋に立ったといってよいだろう。

　沼田さんがこのように「変容」したのは，発症してから2年，3年と経つうちにだんだん良くなってくることを自分の経験を基に教えてくれた「先輩」がいたからである。また，良くなったことを一緒に祝ってくれた妻の存在があったからである。

　「絶望」としか思えない状況の沼田さんに，将来きっと良くなるという見通

しを「先輩」は教えてくれた。それは沼田さんの「希望」につながった。良くなったとはいっても，それは元のように動くようになったというわけではなく，客観的に見たら小さなことかもしれない。しかし，それは沼田さんの主観においては良くなったということなのである。そして「先輩」は，そうしたことを理解してくれるのである。妻もまた，沼田さんの立場に立って，たとえ小さな回復であったとしても，良くなったという喜びを共有してくれるのである。

　この時，沼田さんは，「先輩」や妻と「出会い」を果たしている。「先輩」や妻の支えがあることによって，さまざまな身体の不調はあるけれど，自分もまだ生きていける，「テレビの番人」でいるだけではいられないという気持ちを沼田さんは抱けたのである。

◆「新しい自分」の発見

　ただし，この時の沼田さんには，元のような「会社人間」に戻るという気持ちはなかった。「会社人間」であった時は，「弱肉強食」の世界で自分はその勝者であったと思っていた。しかし，そうした考え方はどこかおかしいと思うようになったのだ。弱い者でも，決して敗者ではなく，意味ある人生を生きることができるという気持ちを沼田さんは持つようになったのである。

　この時，沼田さんは，それまでの自分とは異なる「新しい自分」を発見している。そして，そのように考えるようになった沼田さんは，自分より後に脳卒中になった「後輩」を励まして力づけられるようなことをしたいと思うようになった。やがて自分や患者会で知り合った仲間たちの脳卒中の経験を綴った本を自費出版して，「後輩」たちに配ったりした［グループ・ピアズ2003］。こうして，「会社人間」であった沼田さんは，何もできなくなってしまったという「絶望」の中から自分なりの回復の道筋を辿り，「新しい自分」を発見するという「変容」を遂げたのである。

◆できるという喜び

　失語症はあまりでなかったが，右麻痺になった辺見さんも「何もできなくなった自分など，家族から必要とされなくなった」と思っては落ち込んでいた。しかし，ある日の洗髪の際に，シャンプー液を麻痺した手で受けることができるようになった時，大きな喜びを感じたという。

　　「シャンプーの液を麻痺した手でも受けられるようになるこ
　　と，そういうことにも喜びってあるんですよ。そんな小さなこ
　　とと思われるでしょうが，すごい喜びなんですよ。そうすると，
　　全部に感謝したくなるのよ」（辺見さん）

　動かなかった身体が動くようになる，できなかったことができるようになることは，単に動くようになる，できるようになるということ以上の意味を人々に与えている。それは，ひとたび失われたと思った身体を再び取り戻すことができるのではないかという可能性を感じられることである。
　辺見さんはまた，ある時突然，右足でミシンを踏めるようになったり，包丁を持てるようになったりした経験を語ってくれた。

　　「ある日，ふっと来るの。それがほんとに分かんないのよ。フ
　　ツフツって来るのよ。私も分からない。気流にふっと乗せられ
　　るような気持ち。そこが心地良いの。よく物書きが，小説の内
　　容が降ってくるとかいうでしょう。筆が進むとか，書かされて
　　いるといったりするでしょ。絵描きが，そこに見えているもの
　　を描いているとか，手が動いて描いているだけとか。頭でなく，
　　描かされているという。自分じゃないものが，ふっと湧いてく
　　る，そういうのが湧いてくるという感じなのよね。
　　　小鳥が巣立ちをする時，気流が来る時に羽ばたくのよね。身

体にふっとしたものが出てくる。あれって何だろう。"はい，やってみなさい。はい，今"というのがあるの。あれ何なのかしら。天の声というか何なのか。与えられたものよね。一生懸命練習して，というものじゃない。

　ミシンも，踏みたくて踏んだわけじゃない。ぱっと踏んでみたのよ。右足が"私も"と思って踏んだのよ。私も驚いたのよ。

　"私，包丁持つ"というのよ，（右手を指して）この子が。私が持ちなさいと言ったわけじゃない。私がやれという時はやらない。でも，この子がやるという時はやるのよ。長いナス４本も切ったのよ。体全体で働いたという感じ」（辺見さん）

　辺見さんは，かつて洋裁の仕事をしていたことがある。また主婦業も30年近くやってきた。ミシンを踏むことや包丁を使うことは，頭で考えるよりも先に手が動くという状態だった。

　しかし，脳卒中になって右麻痺になり，もう動かないかもしれないと生物医学的に判断された。その通り，右の手足は自分で動かそうと思って命令しても，だらんと垂れ下がったままであった。ところが，そうした右の手足が，ある時突然，ミシンを踏もうと，ナスを切ろうと，自分で動かそうと意識しなくても動くようになったのである。ミシンを踏むには，かかとを固定して，つま先に近いほうの足を針の進み具合に合わせて上下させるようにしなくてはならない。ナスを切るには，皮と身の部分とで微妙に力を加減しながら包丁を滑らせなくてはならない。しかし，足の踏み込み方や手の動かし方を頭で考え，動かそうとする前に，辺見さんの身体は動いたのだ。

◆日々のリハビリ訓練の積み重ね

　こうしたことが起こる前までに，辺見さんは家の前の道を往復するというリハビリ訓練を毎日続けていた。辺見さんが歩いていると，近所の人はおおむね「頑張っていますね」と好意的な態度を示してくれた。だが中には，「そ

んな格好で歩いていて，恥ずかしくない？」と聞く人もいたという。しかし，それでもいつか良くなろう，孫の面倒をみられるくらいにはなりたいと思いながら，辺見さんは訓練を続けた。

　辺見さんの右足や右手は，脳卒中になる前にそうであったような状態には戻っていない。また，右足の麻痺のため，歩く時には大きく身体が傾くし，細かい作業を要する洋裁や料理はかつてのようにはできなくなってしまった。そうではあっても辺見さんは，確かに自分は回復したと思った。制限され，限界づけられた身体でもできることはいくつもあり，それは自分が思っている以上なのだという体験をしたのである。このことによって辺見さんは，駄目なものになってしまったと思った自分の身体でもまだできることはあるのだと思い直し，再びいとおしいものとして取り戻した。

　ここには，身体に対する主体的な関わりが見出せる。この体験は，自己の可能性を改めて見出す契機（モメント）になっていた。こうした体験を重ねることによって辺見さんは，次第に自信をつけてきた。バスに乗って少し遠くに行ってみたり，患者会で会長をしたりするようになった。この時，辺見さんは「新しい自分」を発見して「変容」したのである。

◆喜びを分かち合う

　辺見さんは，このように何かできるようになる度に，すでに結婚して別居している娘や息子に電話をかけて報告したという。

> 「これでみんなに電話かけるの。でかした，でかしたと，みんなで喜んでくれたわ。できたら，それをみんなに披露してね。この間は，今日のナス炒めは格別だって言ってくれたわ。そうするとみんなが喜ぶ。自分ができたら，みんなに言う。みんなに言って，みんなに喜んでもらって。いいでしょ」（辺見さん）

　辺見さんの場合も沼田さんと同様，家族が喜びを共有してくれていた。家

族にとって辺見さんは，身体は不自由にはなったが，大切な母親であることには変わりなかった。病気になったことでさらに失いたくないと思う存在になったのである。何もできなくなって見放されてしまうと思っていた家族から，以前よりいっそう必要とされる態度を示された。このことによって，辺見さんは家族との「出会い」を経験したのだ。

◆横断歩道を歩いて渡る

尾山さんは，入院中は杖歩行ができていた。しかし，自宅のある三宅島には理学療法士がいなかったので，退院してからは歩けなくなり，家の中でも車椅子で移動するようになっていた。

ところが，退院して4年後の2000年，噴火によって全島避難という事態になり，尾山さんは東京に住むことになった。そして，避難先近くの福祉施設のデイケアに行くようになり，そこである理学療法士による歩行訓練を受けることになった。

やがて尾山さんは，車椅子から立ち上がり，再び杖を使って歩けるようになった。このことを指して尾山さんは，「オレ，噴火で儲けちゃったよ」と笑って言っていた。

尾山さんは失語症も併せ持っていたので，東京に来てからは失語症の患者会「みさきの会」に入った。その会場の福祉施設に行くには，長い横断歩道を渡らなくてはならなかった。尾山さんは杖を使って歩けるようにはなったものの，この横断歩道を信号が青のうちに渡り切ることは無理だった。

そこで，なんとか横断歩道を渡れないものかと理学療法士に相談した。この理学療法士の業務は，デイケア施設内でのリハビリ訓練であったが，彼は尾山さんの個別の望みを汲み取ってくれた。そして施設から出て，近くの交差点で信号が青の間に横断歩道を渡り切れるよう，尾山さんに特別の訓練をしてくれた。この訓練の結果，尾山さんは横断歩道を，信号が青の間に渡り切ることができるようになった。尾山さんは，そのことで自信を持つことができたという。

◆さらなる身体の挑戦

　その後も尾山さんは，地下鉄に乗れるようになりたい，畳に座った状態から何もつかまらずに立ち上がれるようになりたいといった望みを次々に理学療法士に伝えた。そして理学療法士と一緒に訓練をして，やがて望んでいたことは，ほとんどすべてできるようになっていった。杖を突いて歩けるようにもなったし，やめていた書道も再び始めるようになった。畳に座ってしまうと起き上がれず，何かにつかまることでやっと立ち上がっていたのだが，畳に手をついてひとりで立ち上がれるようにまでなった。

　尾山さんの妻は，そうした夫の様子を見て，「全体的に何かにつけ，自信があるように目に映るんですよ」と言っていた。尾山さんは，数年もの間諦めていた身体の回復を果たしたのである。

　望みを持っていれば，できるようになるということは，脳卒中になったとしても自分は大丈夫なのだという思いを尾山さんに抱かせていた。身体が回復していくにつれ，行動範囲も広がり，自分は〈生きている〉という実感が持てるようになった。この身体の可能性の発見は，病気の後の自分に対する肯定的な認識につながった。こうしたことが可能になったのは，尾山さんの望みをかなえようと，特別に施設の外で訓練をしてくれた理学療法士との「出会い」があったからである。

◆発症10年後に右手が動いた奇跡

　今村さんもリハビリ訓練を続けることによって，「治った」と思える経験をした。聴き取りをした時，今村さんは発症してから14年経っていたが，発症以来，病院の外来でリハビリ訓練をずっと続けていた。理学療法に週1回通い，足首を伸ばして立ったり，肩や両手の上げ下ろしをしたり，首の上下運動をしたり，足踏みをしたりする訓練を約30分間，理学療法士とともに行っていた。

　そうした訓練を続けて10年目の時，軽く握るような形のまままったく動か

なかった左手が，握ろうと思うと内側に縮み，開こうと思うと外側に広がることに今村さんは気づいた。

> 「動いた時は，そりゃあ，感動どころじゃない。オレはすごいと思ったよ。自分の生きている考え方は間違いじゃないと思ったよ。オレの生きてきた，ネバー・ギブ・アップの精神は間違っていないと思ったよ。感動したよ。理論通りではないという理論を発見したんだよ。人間の力ってすごいよ。解明できないこと，まだまだあるね。これもそうだよ」（今村さん）

今村さんは，手指が動くようになったことを「奇跡」だと思った。今村さんの脳はCTで見ると，半分が黒く写る。すなわち，医学的に見れば脳は壊死していて，手足に指令が届いていない状態である。だから，いくら動かそうと思っても，その命令は手や足には届かないと理論的に考えられ，医療専門職から，もう動きませんと言われてきた。しかし，何年も訓練をしているうちに今村さんの手指は，動かそうと思う時に動かせるようになったのである。

> 「そういうこと（リハビリ訓練）をやっていると，だんだん，少しずつ脳細胞が活性し出すんだろう。動かそうと思ったら，動くようになるんだよ。これは奇跡なんですよ。CT撮ったら，脳の半分死んでいるんだよ。10年経ってから，この右手は動くようになったんだよ」（今村さん）

今村さんの80歳になる母は，今村さんがこのように興奮して話すのを見て，「そんなちょっとばかり動くからって，使いもんにならないでしょ」と言っていた。しかし，今村さんにとって，手がかすかにでも動くようになったことは，生き方や信念に関わる重要なことなのであった。

これは客観的に見たら，良くなったとはいえないような些細なことかもしれないが，今村さんの主観においては，喜ばしい「奇跡」とも思えるような出来事であった。この身体の回復を経験した今村さんは，障がいがあっても自分は大丈夫，人として生きることができると思えるような主体へと「変容」したといえる。

◆何年にもわたるリハビリ訓練で身体が徐々に回復する

脳卒中によってまったく動かないようになったり，力を入れることができなくなった身体が，辛い訓練と長い時間を経て，わずかにでも動いたり，力を入れられるようになったりすることがある。それは，本人にとって「奇跡」に近いことである。それはリハビリテーション医療の専門家にとっても予測し難いものであるが，手指がわずかに動くようになることも，肩に力を入れることができるようになることも，彼らにとっては回復であり，「治った」あるいは「良くなった」と感じられる瞬間なのである。

このように，多くの人が何年にもわたってリハビリ訓練を継続し，そのことによって自分の身体は徐々に回復してきたという認識を得ていた。今ある身体の状況は永続的ではなく，将来的に良くなるのではないかと思えることは，身体の危機を乗り越えるためのひとつの契機（モメント）になっている。それは「希望」と言い換えられるだろう。

脳卒中になった人々は，訓練することの成果が出ることによって，訓練を継続しようという気持ちになっていた。それは，元には戻らなくても，少なくとも今よりは良くなるだろうという未来に向けての展望が開けるからである。このように思える新しい主体は「変容」している。

◆リハビリ病院は「学校」

そして，この「変容」を促しているのは，医療専門職，家族，同病者など，さまざまな人々からの支えであった。辺見さんは，リハビリ病院での生活を思い出して，「学校みたいなんですよ」と言う。その病院では，先に入院した

128

人のことは「先輩」，後から入院してきた人のことは「後輩」と呼ばれていた。そして，退院することは「卒業」と言われ，退院した人は「卒業生」と呼ばれていた。

　また，退院した日から1年目，2年目，3年目などは毎年記念日と位置づけられており，多くの「卒業生」たちが，各自でその病院を訪れていた。そして，担当してくれた理学療法士や看護師たちに近況報告をしていた。辺見さんは，リハビリ病院に入院中，先輩がそうやって病院を訪れるのを何度か見た。その度に，あんな日が自分にも来るのだと思い，辛いリハビリ訓練を頑張ろうと思ったという。だから辺見さんは，「今度は自分が」という思いで，退院記念日には毎年リハビリ病院を訪ねていた。

> 「退院後も卒業生として母校を訪ね，立派になった姿を先生に
> 見せに行くのよ。そのことが，後輩たちの励みになるから」(辺
> 見さん)

　かつて先輩たちがしてくれたように，脳卒中になったばかりで辛い思いを抱えてリハビリ病院に入院している後輩たちを励ますことができたら，と辺見さんは思ったのである。自らが最も弱い時，他者（＝脳卒中の「先輩」）との「出会い」が決定的に重要だったことを辺見さんは認識していた。それゆえに，危機の只中にある自分よりも弱い他者（＝脳卒中の「後輩」）に対して，自らが支えになろうとしたのである。そして，自分も誰かの支えになれることが，辺見さんの〈生〉の統合を可能にしていた。

回復の再定義

◆自分なりの回復

　脳卒中になって運ばれた急性期の病院において，本人や家族は，担当の医

師から「治りません」という言葉を聞かされることを前に触れた。彼らはその後，その言葉に絶えず束縛されていた。医師の言葉はそれほどまでに重いのである。

　そして、「治らない」ということを宣告されつつ，彼らはそれを覆そうとさまざまなことを試みていた。その過程で彼らは「治った」「良くなった」と思うようになっていた。

　この時，回復というのは，元通りに身体が機能するようになることとは違う意味を持つものになっていた。彼らは回復という言葉の意味を捉え直し，自分なりの回復を遂げているのだ。

◆リハビリテーション医療における障がいの回復

　ここで，リハビリテーション医療における障がいの回復の定義について少し概観してみよう。障がいの回復については，立場によってさまざまな意見があるが，基本的には機能障がいに関しては治る可能性があると考えられている。リハビリテーション医療では，手や腕などの上肢，脚や足首などの下肢，手指について，障がいの程度をグレード0からグレード12まで評価している。そして，それぞれの段階に応じた機能回復の目標が立てられ，訓練の方法が決定され，実際に訓練が行われていく。

　たとえば，腕を前方にまったく上げられなかった人が，毎日肩をぐるぐる回したり，粘土のようなものをこねたり引っ張ったりする動作を繰り返し訓練することによって，腕を30度上げられるようになったりする。また，足首の関節がまったく動かなかった人が，立ち上がったままの姿勢を保持したり，椅子に座って足踏みしようとする訓練を毎日行うことで，足首を少しでも動かすことができるようになったりする。それらは，この考え方において「治った」ということになる。

　腕を30度上げられるようになれば，服を着やすくなったり，座ったりする時に膝の上に手を置きやすくなったりする。また足首が少しでも動くようになれば，歩こうとして脚全体を動かそうとする時スムーズな動きができるか

らである。

　リハビリ訓練を積み重ねることによって，身体をまったく動かすことができない状態から，身体を動かすことができるようになる。また，動かすことはできてもどのように動かせば何ができるのか分からない状態から，どのような順序や動かし方で動かせばよいのか分かるようになる。こうして新しい身体のコントロールの仕方を訓練で覚えることによって，身だしなみを整えることや食事を摂ることができるようになったり，歩けるようになったりする。リハビリテーション医療では，こうしたことが，回復と考えられている。

◆障がいを持つ人にとっての回復の意味

　脳卒中になった人々が「良くなった」あるいは「治った」という時には，このような考え方と近い部分もある。元通りではなくても，まったく動かなくなった身体が自分の意志でほんの少しでも動くようになる，身体を自分でコントロールできると思えるようになる。こうした体験が積み重なることによって，ひとたびは失われたとしか思えなかった身体を再び取り戻したという認識を彼らは得るようになっている。発症してから何年経ったとしても，その人なりの回復はありうるのだ。

　この立場から，「治る」の意味内容を次の3つにまとめてみる。

①動かなかった手足が動くようになることや，ある目的を持った動作を行う時，元のように身体を動かせるようになるという水準である。麻痺した人が，杖や装具を使わずに歩けるようになること，麻痺した手が動くようになって字が書けるようになること，失語症になった人が話せるようになることなどもこのカテゴリーに入る。元の身体と同じ状態になるまで戻るということだけではなく，いったん悪くなった状態から良くなること，まったく動かなかった手足が動くようになること，歩けなかったのが歩けるようになるといったことなども含んでいる。身体の運動機能を取り戻すこととも言い換えられるだろう。

②ある目的を持った行為を行う時，元のように身体を動かせるわけではな

いが，異なる方法でできるようになる水準である。手足が麻痺してしまった人が，杖や装具を使って歩くことができるようになること，利き手を交換して字が書けるようになること，失語症の人が完全な発話でなくても相手とコミュニケーションをとることができるようになることなどである。障がいを持つようになってから，新しい身体の振る舞い方を身につけ，したいと思ったことができるようになったり，伝えたいと思ったことを伝えられるようになったりすることがこのカテゴリーに入る。

　これは，目的行為を取り戻すことと言い換えられるだろう。言葉はいくぶん不自由であってもコミュニケーションが可能になった江藤さんや，杖を使って外に出られるようになった尾山さんなどは，このタイプの回復を遂げていると言ってよいだろう。

③自分のものではないかのように，よそよそしくなってしまった身体を自分のものとして取り戻せるようになるという水準である。病院において，CTで真っ黒になった脳の部分を示されて「もう治りません」と言われる。すると，自分の身体を失ってしまったと感じ，「絶望」の淵に置かれる。しかし，そこからやがて身体との新しい関係をつくり上げ，身体をまさに自分のものであると実感できるようになる。これは客体化された身体を，再び自己の身体として取り戻すことと言い換えられる。

◆「治る」と「治らない」の間で

　彼らは，片麻痺や失語症などといった診断を受け，自分の身体は「治る」のか「治らない」のか，予測不可能で不確実な状況の中に置かれていた。しかも，何をもって「治る」というかということさえ，医療専門職によっても自分自身によっても他の誰によっても一義的に定義されているわけではなかった。

　「治る」のか「治らない」のか，どれくらい手が動くようになるのか，歩けるようになるのか，言葉を理解できるようになるのか。こうしたことは，彼らが脳卒中後の〈生〉をどのように生きようかと考える時に重要な判断材料

になっているが，明確には誰にも分からない。

　そして，「だいぶ良くなりましたね」「これ以上，良くなることはないでしょう」といった医療専門職による評価に，一喜一憂させられる。また，いくら訓練しても身体は元の通りにならないと言っては人生そのものに「絶望」したりする。そして，ほんの少し指先が動いたり腹に力が入るようになったと言っては人生に「希望」を見出したりするのだ。

　こうした彼らにとっての「治る」という言葉に対する認識は，脳卒中を発症してからの時間の経過や状況の変化と連動しながら変化している。また多くの場合，主観的な評価が加わっており，重層的な意味が込められている。たとえ他者──医療専門職や家族など──から見て障がいは残ったとしても，本人が「治った」「良くなった」と認識することもある。その一方で，他者から見て障がいは回復したと判断されるような場合でも，本人がまだ「治っていない」と認識することもあった。

◆客体化される身体

　医療専門職は，一定の期間が過ぎれば障がいは「治らない」ものと考える。そして元通りに回復することは見込めないので，今以上に良くなるという期待を持たせないために患者に障がいの「受容」を促していた。医学的まなざしによって，身体の自明性の喪失を決定的なものにされていた。

　しかし脳卒中になった彼らは，諦めたりはせず，「自分でやるしかない」と思ってリハビリ訓練を続けていた。「自分でやるしかない」と思ってリハビリ訓練をするところには，彼らが自らの身体に対して主体的に関わろうとする態度が見出せる。すなわち彼らは，医学的知識を背景に持つ医療専門職による身体の評価を覆し，自らの力によって自らの身体を取り戻しているといえる。

◆客体化された身体を主体的に取り戻す

　医療専門職から「治らない」と言われたところから，彼らは「そんなこと

はない」と抵抗し，自ら「治った」と思えるところまで身体に対する働きかけをしていた。これが，彼らにとってのリハビリ訓練なのである。彼らは，医学の支配する客体化されたものから自らの思い欲するところのものへと，自らの身体を主体的に取り戻していた。そこには，数々の試行錯誤が積み重なっていた。

　そうして取り戻された主体的な身体は，限界はあるが可能性に開かれたものである。そして，そのように思えるような主体は，もはや以前の自分ではなく，「変容」している。障がいがあったとしても，身体を自分のものとして取り戻して，分裂した〈生〉を再び統合させているのだ。

　そして，この「変容」には常に支える他者との「出会い」が契機^{モメント}としてあった。彼らは「出会い」を果たした医療専門職や家族や同病者に支えられ，「いつか良くなる」「絶対治してみせる」と思い直してきた。そして，何年にもわたってリハビリ訓練を共に行い，最終的に「治った」という感触を得ていた。これが，彼らが「絶望」の中から再び〈生きる〉という方向に向かう過程である。

第4節
家庭生活の危機からの試行錯誤
——第4の位相

 ## 採配する家族

◆リハビリ病院への転院

　脳卒中の亜急性期の段階を過ぎると，在宅か転院かという2つの道が医療専門職から示される。聴き取りをした人々は，入院すると血圧が不安定になるという理由からリハビリを通院で行った沼田さんを除いて皆，急性期の病院を退院した後はリハビリの専門病院で一定期間を過ごしていた。入院期間は，ほとんどの人が1カ月半から半年であるが，中には1年という人もいた。

　個々の人のリハビリ病院での在院期間は，おおよそ病院によって決められる。それは診療報酬の規制を受けており，傾向としては，近年ほど在院期間が短くなるよう設定されている。

　2つ以上のリハビリ病院への入院を経験している人もいた。たとえば野中さんは急性期の病院に1カ月入院した後，リハビリ病院に転院して6カ月を過ごし，さらに6カ月をまた違うリハビリ病院で過ごした。しかし，たいていの人は，リハビリ病院を退院した後は自宅に戻り，外来でリハビリ訓練を継続していた。中には，通院もしないで自主的にリハビリ訓練をしていた人もいた。

◆医療専門職による転院関与

　急性期の病院からリハビリ病院への転院の際には，医療専門職による関与と患者自身あるいは患者家族による関与の双方が見受けられる。社会事業部などが設置されている病院に入院した人の場合には，社会福祉士から病院をいくつか紹介されることが多い。聴き取りをした人々の中にも，ソーシャルワーカーに転院先を探してもらったという人が何人かいた。

　そのほかにも急性期の病院とリハビリ病院同士の関係が密である場合に

は，その病院を紹介されることがある。その際は，待たずに入院できたり，互いの連絡がとれたりしている。そのため，人々は転院先を探したり，あれこれ選択することなく，紹介された病院への転院を容易に決めることができていた。

田淵さんの妻は，急性期に入院していた病院の社会事業部に相談し，転院先を決めた。病院紹介の本なども見てみたが，どれがよいのかよく分からなかった。そこで，専門家ならいろいろ知っているから安心できると思い，病院の社会福祉士に相談したのだという。

このように急性期の病院に社会事業部があって，転院先を紹介してもらえることもある。しかし，そのような紹介がない場合，また病院側から提示された転院先の中からどの病院にするか自分で決めなくてはいけない場合も多い。その時に人々は実際に病院を下見したり，他の患者家族から病院の評判を聞いたりして，迷いながら決めていた。

下見は，病院からの紹介があった場合にも，ほとんどの人あるいは家族が行っていた。若葉リハで参与観察している間も，田淵さんと同時期に，同じ急性期の病院に入院していた人の妻が，田淵さんの妻を介して若葉リハに見学に来ていた。彼女は，ほかにも2，3件見てから決めようと思っていると言っていた。

◆家族による転院関与

本人や家族が，本や雑誌，患者や患者家族同士，親戚や知人などから情報を収集して，評判が良かったり，条件が合ったりするような病院を探し出すこともあった。この場合，そうした病院へは元いた病院から連絡をしてもらうこともあるし，本人や家族が直接連絡をとって，転院のための手配を進めることもあった。

葉山さんは，家族に3カ所のリハビリ病院を下見してもらい，その中から転院先の病院を決めたという。温泉のある病院がよいという話を聞き，葉山さんは家族と相談して，温泉のあるリハビリ病院に絞って家族に見学に行っ

てもらった。最終的に葉山さんは，冬もさほど寒くなく，規則も厳しくなく，人里離れたという感じではない病院を選んだ。

　発症してからまだあまり時間が経っておらず，回復の可能性が高い時期にどこまで元通りになるかは未知のところである。しかしながら，できるかぎりの回復を目指す数カ月をどの病院で過ごすかということは，本人や家族にとって非常に重要なことになっている。どの病院に転院するか判断する際には，リハビリテーション医療の水準が高いことは最も大切なことと考えられていた。それと同時に，家族が見舞いに通うのに便利なところであることもひとつのポイントになっていた。

◆家族の努力と工夫で転院先を確保

　聴き取りをした人の中には，転院先の病院を確保するために，家族がさまざまな努力や工夫をした人がいた。尾山さんの妻は，三宅島にいた頃からの知己の保健師から評判の良い，あるリハビリ専門病院への転院を勧められた。そのリハビリ病院は息子が下宿している町に近く，見舞いに行きやすいということもあった。そこで尾山さんの妻は，ぜひともこの病院に入院させたいと思った。

　しかし，この病院は，急性期に入院していた病院との交流がなかった。しかも，この病院は人気があって入院希望者が多いことでも知られていた。急性期に入院していた病院の社会福祉士からは，「その病院に転院したいなら，通常は6カ月ほど待たないと入れない」とも言われた。それでも尾山さんの妻は，どうしてもこの病院に夫を入れたいと思った。そこで，三宅島にはリハビリ専門の病院がないこと，息子が近くに住んでいること，自分も週末には三宅島から見舞いに通うことなどを綴った，長い手紙を病院長宛に書いた。

　その結果，「現在は満床であるので，ベッドが空き次第入院可能」という返事をそのリハビリ病院からもらった。幸運にも1週間後にベッドが空いたので，尾山さんは早速，転院することができた。この話を聞いて，急性期にいた病院の社会福祉士は，そんなに早くその病院に入院できるのかと非常に驚

いたという。

◆献身的に見舞う家族

　聴き取りをした家族の中には，脳卒中になってリハビリ病院に入院した夫を，毎日見舞ったという妻が何人もいた。数カ月の間，一緒にリハビリ病院に泊まり込んだ妻もいた。

　たとえば二谷さんは，急性期病院とリハビリ病院，合わせて6カ月の入院生活を送った。この時リハビリ病院は，二谷さんの妻が通いやすいように自宅から30分くらいのところにある病院に決めた。妻は6カ月の間，1日も欠かさずに見舞いに通った。

　江藤さん，田淵さん，須坂さん，福田さんは，自宅から電車やバスや徒歩合わせて1～2時間かかるリハビリ病院に入院した。それぞれの妻たちは電車やバスの定期券を買い，ほとんど毎日見舞いに行っていた。木谷さんは自宅から片道2時間半もかかるような遠く離れた地方の温泉病院に入院した。それでも妻は週に2，3回の頻度で見舞いに通った。

　尾山さんの妻の場合は，三宅島から夫の入院している神奈川県のリハビリ病院に，週末になると飛行機や夜行の船を使って見舞いに通った。土曜日の午前10時発の飛行機に乗って三宅島から羽田に飛び，それから電車で新宿を通り夫の入院先の病院へ向かうというものであった。彼女は三宅島で仕事を持っていたので，日曜日の夜には船に乗って帰り，月曜の朝には出勤していた。

◆泊まり込んで看病する家族

　赤木さんの妻は，赤木さんの入院した地方の温泉病院に半年の間，一緒に泊まり込んだ。入院する前，赤木さんの妻は，夫を病院に送り届けたら自宅に帰るつもりだった。しかし，別れの言葉を言って帰ろうとした時，赤木さんが妻の服を引っ張った。赤木さんの妻はこれを，自分にいてもらいたい，という言葉を話せない夫の気持ちの表れだと考えた。そこで一緒にリハビリ

病院で過ごすことを決意した。

　妻はいったん自宅に着替えを取りに帰り，赤木さんの半年に及ぶ入院生活をほとんど共に過ごした。赤木さんの部屋は個室だったが，赤木さんのベッドをひとつ置くと，残りのスペースはほとんどなかった。そこで妻は半分ベッドの下になりながら，床に布団を直接敷いて寝た。その病院では，赤木さんに限らず大半の入院患者が「夫婦で寝食を共にして」リハビリ訓練を行っていたという。

　このように家族は，頻繁に見舞いに行ったり寝泊りをしたりして，脳卒中になった人の傍に，文字通り絶えず寄り添って支えていた。家族が見舞いに来たり，一緒に寝泊りをしてくれることを「家族なのだからそうするのが当たり前だ」と思っていた人は，聴き取りをした人の中にはいなかった。多くの人々は，病気になって，以前のように家庭に貢献できなくなった自分を家族は見捨てはしないかと思い，家族生活は危機になったと感じていた。しかし，家族は，そうした自分を見捨てるどころか励まし，支えになってくれていた。

　聴き取りをした範囲では皆，病気になった自分に，家族が尽くしてくれたことに感謝の念を持っていた。そして，たとえ自分が病気になったとしても家族の一員として認められていると，嬉しく思う気持ちを持っていた。

Ⓑ 家族の形を変える──介護の形

◆問題に対処する家族

　家族の1人が脳卒中になることによって生じる介護や経済といった問題に対して家族は，その形を変えることがある。それは離婚や施設に預けることによって，脳卒中になった人を外に出すという形で現れることもあるし，今まで別居していた家族が一緒に住むようになるという形で現れることもある。また，主婦であった者が働き始めるようになったり，海外で生活してい

た子どもが帰国して近くに住むようになったりすることもある。

　ここでは，まず介護という問題に対処しようとする家族の姿を見ていこう。

◆家に帰りたい

　若葉リハに入院していた祖父江さんは自営で酒店を営んでいたが，2002年2月に脳卒中になり，左麻痺になった。妻は，その1年前の2001年に交通事故に遭って入院し，その後は老人保健施設に入所していた。よって，発症した時祖父江さんは1人暮らしであった。祖父江さんには，息子と娘が1人ずついた。息子は県内に住んでいて，結婚して2人の子どもがいた。娘も結婚しているが，遠くに住んでいた。祖父江さんに聴き取りをしたのは，2カ月の予定で若葉リハに入院していた祖父江さんの退院の日が間近に迫っていた時だった。

　入院して間もない頃，すでに祖父江さんとその家族には，医療専門職から復職とその後の生活についての話があった。医師からは，「それまでのように重い酒瓶を店に並べたり，ビール箱を配達したりすることは，身体の状況からみて，もはや無理なのではないか」と言われた。祖父江さんも自分の動かなくなった手足を思い，酒店をやめることは決心していた。また，日常生活を送るに当たって，祖父江さんには部分的に介助が必要と判断されたので，ソーシャルワーカーから，退院後は在宅にするのか施設に入所するのか考えておくようにという話があった。

　祖父江さんは家に帰ることを望んでいた。そこで在宅の場合は誰が介護するのか，家屋改造はどのようにするのか，受けられる社会資源はどのようなものかといったことが，医療専門職によって話し合われた。その結果，祖父江さんはそれまで住んでいた自宅を改造し，退院してからもそこに住み続けられるようにした。そして，県内に住んでいた息子夫婦が祖父江さんの家に転居して，一緒に暮らすことになった。

　息子夫婦は公務員で共働きだった。朝と夜は息子の妻が主たる介護者になれるが，日中は誰かの介助が必要であった。そこでリハビリ訓練も兼ねて祖

父江さんは，デイサービスに通うことにした。家屋の改造や社会資源の利用に当たっては，各専門職がそれぞれの知識や情報を元に，補助金の申請や利用の手続きを行った。

◆家族への退院指導

　退院が近くなると，祖父江さんだけでなく，家族に対してもさまざまな指導がなされた。管理栄養士からは栄養指導，薬剤師からは服薬指導がされた。理学療法士からは自宅での訓練方法や介助方法が教えられ，医師からは退院ムンテラと呼ばれる退院に際しての全般的な指導が行われた。ここでは，栄養指導の様子を見てみる。

　祖父江さんには糖尿病の持病があり，糖尿病は脳卒中の原因疾患のひとつなので，再発を予防するためには糖尿病の治療が不可欠であると診断された。糖尿病を改善させるには，食事療法が効果的と考えられている。そこで，管理栄養士による指導が必要ということになり，栄養指導が退院の日程に組み込まれたのである。

　栄養指導は，栄養指導室と呼ばれる小部屋で，祖父江さんと息子の妻，そして遠方に住む娘に対して行われた。管理栄養士から祖父江さんとその家族に，約1時間ほどの時間をかけて，毎日の食生活において守るべきたくさんの注意事項が伝えられた。その日までに家族は，2泊3日の外泊訓練の時に，祖父江さんが家で食べた食事の献立とすべての食品のリストが書かれた表を用意していた。祖父江さんの食事の支度をして，食品のリストを書いたのは息子の妻であった。

　管理栄養士はこのリストを見て栄養評価を行い，理想的な献立にするためには，何を減らし，何を足したらよいかといったことを伝えた。息子の妻は，自分で用意したメモ帳に管理栄養士の指導を詳細に書き綴っていた。

　身体の状態を悪化させないための生活指導は，理学療法士からあった。毎日，手足の訓練を続けること，家にこもらないで外出する機会を設けることなどが，祖父江さんに伝えられた。祖父江さんの介護度は要介護3の認定を

受けており，毎日のリハビリ訓練は家の近くのデイサービスの施設で行うことになった。ソーシャルワーカーは，デイサービスの利用に関して地域のケア・マネージャーと連絡をとり合い，祖父江さんの望みに合う施設を探した。

◆新しい家族の構想

　祖父江さんの退院してからの生活は，それまでの1人暮らしで酒店を営むことから，息子夫婦と暮らし，デイサービスに通い，定期的にリハビリ病院の外来に通院するという生活に変わる。自宅で暮らしたいという祖父江さんの望みを実現するために，息子夫婦も家族の形を変えようとしていた。

　今まで続けていた店をたたまざるをえないことに祖父江さんは非常に落胆していた。そして，脳卒中になった自分には介護してくれる者もいないので，施設に行くしかなく，妻とも再び一緒に暮らせることはないだろうと思い，家庭生活の危機を認識していた。ところが，息子夫婦が同居を決意してくれ，しかも自分がデイケアに行くことで，彼らの生活はできるだけ変えない方法もとれることが分かった。そのことによってリハビリ病院を退院したら，甚大な迷惑をかけることなく，新しい家族のスタートが切れると思えるようになった。

◆新しい家族の始まり

　ここにおいて脳卒中によって危機に陥ったかと思われた家庭生活が，形を変えて再び継続して送れるという認識を祖父江さんは持てるようになった。この時，祖父江さんは，バラバラになってしまい，二度とつながることがないだろうと思っていた家族のつながりを改めて感じることができた。

　このことは，家族と関わりを持ちながら暮らすという位相が新しい形をとりながらも，自分のものであると納得できるようになったことを意味している。この時，家庭生活はもはや危機的な状況ではなくなっている。家族の形が変わるということは受け容れつつ，新しい家族として生きていこうとする「希望」がそこには見出せる。こうした時，バラバラになった〈生〉が統合さ

れる可能性をそこにつかみ取ることができる。祖父江さんの新しい家族も，それまでとは形を変えつつも，それぞれ満足いくものになるようなあり方を模索していた。

家族のために働く──経済的状況

◆「依願退職」を迫られる

　次に，経済的な問題に対処していこうとする家族の姿を見ていく。奈倉さんは，プロパンガスの機器をつくるメーカーで，機械のメンテナンスの仕事をしていた。55歳で脳卒中になり，その後遺症として片麻痺が残った。

　最初は歩けもしなかったので，会社から「依願退職」の要請を受けていた。会社の側は，「障がいを持つようになって，もう今までのように働けない」のだから，奈倉さんに「自主的に退職してもらいたい」と考えていた。しかし，奈倉さんは，今会社を辞めたら経済的に困窮してしまうので，なんとしても復職しなくてはならないと考えていた。そして，このまま身体が不自由な状態でいたら会社からは強く「依願退職」を求められるので，訓練して元の身体に戻らなくてはと思っていた。

　　「どうしても復職しなくちゃならないと思いました。このまま
　　病気になったら大変だと。会社員，サラリーマンだったから。
　　家のローンもあって，経済的に裕福でなかったですし。倒れて
　　無収入になったりしたら，家のローンもあるし。定年にもまだ
　　なっていないので，食いつないでいく道が閉ざされちゃうとい
　　う思いが先にたってました。このままでは駄目だから，元の会
　　社に戻って働くのが第一でした」（奈倉さん）

　会社からは「依願退職」を迫られたが，奈倉さんは元の会社に戻れなかっ

143

たら，左麻痺が残る身体で再就職は無理と考え，なんとか復職できるように と会社に掛け合った。

　入院していたリハビリ病院では，奈倉さんの身体状態からみて復職は可能 と判断されていた。そこで，医師やソーシャルワーカーが，会社に対して奈 倉さんが復職できるように働きかけた。ソーシャルワーカーは会社に出向い て，現場の仕事は無理だが事務ならできることや，企業における障がい者の 雇用率などを話し，会社に奈倉さんの解雇を見送るように説得した。

◆復職の困難を乗り越えて

　奈倉さんは，復職に当たって，それまでの現場での機械のメンテナンスと はまったく異なる事務の補助という仕事へと業務内容を変更した。この時， 業務内容が変わったとしても，元の会社なら今までの経験を生かせるという 自信が奈倉さんにはあった。ただし，会社側の受け入れは厳しく，仕事がで きるかどうかを会社が判断してから雇用を再開すると言われた。

　奈倉さんはリハビリ出社ということで，1年くらい無給で出社した。この 期間は，傷病手当金が出ていたので，なんとか生活しつつ家のローンを払う こともできた。やがて傷病手当もなくなり，奈倉さんは復職した。

　新しい仕事は，奈倉さんいわく「電話番」のようなもので，顧客からクレー ムの電話が入ると，現場の人を手配して処理に当たらせるというものであっ た。奈倉さんはそれまでの現場での経験から，クレーム処理の仕方やお客さ んの名前をほとんど分かっていたので，比較的スムーズに事務の仕事もこな すことができたという。

　それでも会社からは，「午前中だけ仕事をして，お昼からは遊んでいてもよ い」という言い方をされていた。給料は現場で働いていた頃と比べると，3 分の1程度に減らされた。奈倉さんは，「だから気楽に仕事ができた」と言う が，こうした待遇は屈辱的なものであった。奈倉さんは，会社では，手足が 不自由になったというだけでなく，能力もなくなったとみなされ，「無能者扱 い」をされたという。このような扱いをされながらも，奈倉さんは家族の生

活のために仕事を続けた。

　やがて，奈倉さんは正社員を解雇となり，嘱託という身分で働くことになった。その当時，会社は不景気のあおりを受け，奈倉さんだけでなく何人もの社員が解雇や人員整理にあっていた。奈倉さんは最初，1年の契約で嘱託として雇用されていたが，次からは半年へと契約期間が短くされた。

　このように不安定な雇用条件の嘱託での勤務は2年半続いた。ただこの間，奈倉さんは障がい年金を受給しながら，なんとか家のローンの返済を続けることができた。やがて嘱託での勤務をやめた後は，失業保険を1年間受給した。そのうち奈倉さんは障がい厚生年金受給に切り替えて収入を得られるようになった。

◆家庭生活を守る

　奈倉さんにとっては，家族で住む家のローンを払うために，継続して収入を得ることが最大の目標であった。そのためには，「無能者」という扱いを受けようとも，業種が変わろうとも，どんな待遇にも耐えてきた。その過程では，「そんな思いまでして守ろうとする家とは何か」と考えることもあった。

　この時期，夫の収入が減ったことを受けて，少しでも家計の足しになればと思って，奈倉さんの妻もパートで働き始めた。短大に通っていた長女も幼稚園の先生になって働くようになった。こうして家庭が一緒になって働いた結果，奈倉さんの家族は収入を確保して生活を成り立たせ，家のローンを払うことができた。

　このことは奈倉さんに家族のつながりを認識させ，みんなで住むための家を守ることができたという自信につながった。この地点において奈倉さんは，家族がバラバラになるかもしれないという危機を克服できるようになった。こうして奈倉さんは家族生活を守ることで，〈生〉の統合を取り戻していた。

第5節

社会生活の危機からの試行錯誤
——第5の位相

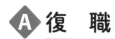 復　職

◆医療専門職による復職の支援

　元通りの身体に戻れること，元通りの生活に戻れることが，聴き取りをした脳卒中になったすべての人々の願いであった。多くの人は，元の生活に戻るための最も重要な要素を元通りの仕事ができること，すなわち復職であると考えていた。彼らが復職する際には，医療専門職の働きかけや会社などの受け入れ先の対応が大きな影響を与えていた。

　医療専門職にとっても，人々の復職は大きな課題である。彼らは，本人の望み，障がいの程度やリハビリの進み具合，再発のリスクや年齢などを診断する。そして復職が可能なのか，困難なのかといったことをそれぞれの職種の立場から判断し，話し合って方針を立てていた。そして復職可能ということになれば，復職に向けた支援を行っていた。

　病気になった人の就労に関する医療専門職の判断は，雇用主に対しても一定の権限を持っている。医療専門職が復職可能と判断した場合に，本人の意志に反して会社が解雇を勧めたとしたら，医師や社会福祉士などの医療専門職が会社に掛け合ったりすることもあった。

　すべてのリハビリ病院で行われているわけではないが，復職が可能と診断された人に対しては，復職のための訓練が行われていた。たとえば，奈倉さんの入院したリハビリ病院では，作業療法の一環として日誌をつけたり，パソコンを打ったり，コピーをとったりする訓練があった。奈倉さんは，事務で必要な仕事ができるようにと，こうした職業訓練を積極的に行った。

　リハビリ病院によっては，作業療法室の隣にシステムキッチンや畳の部屋が併設されているところもあり，料理や掃除など家事の訓練がなされていた。家事の中でも特に料理は，片手での野菜の切り方や料理の手順などが訓練と

して教えられていた。日野さんは右麻痺になったが，主婦業に復帰しなくてはならなかったので，片手が麻痺している状態での料理の仕方をリハビリ病院で習ったという。このように，リハビリ病院では復職するために，いくつかの訓練が提供されていた。

◆復職時期の判断

　復職時期の判断においても，医療専門職は一定の役割を果たしていた。二谷さんは51歳で脳出血になったが，発症してから6カ月後の時，リハビリ病院を退院して自宅療養をしていた。二谷さんの入院していたリハビリ病院は，自宅から通える距離のところにあった。二谷さんは，麻痺した身体が元通りとはいかないまでも，病院で訓練してもう少し回復してから復職をしようと考えていた。

　脳卒中の後遺症として生じる障がいは，発症後6カ月経つと固定すると考えられている。そして，その時点で医師によって障がいの度合いに応じて等級が判定され，障がい者手帳が交付される。二谷さんは，ちょうど発症後6カ月の頃，医師に等級を判定してもらい，2級の障がいと言われた。障がいの等級に応じて，自治体からさまざまなサービスが提供されるというので，二谷さんは判定後すぐにリハビリ病院のソーシャルワーカーに相談に行った。

　その時，二谷さんはソーシャルワーカーから，リハビリ訓練はある程度で見切りをつけ，早めに復職したほうがいいというアドバイスをもらった。ソーシャルワーカーは，まず二谷さんに将来の展望を聞いた。そして二谷さんが「復職するつもりです」と答えたら，早く復職するようにと勧めたという。

　　「"二谷さんはどうなろうと思うのですか"と聞かれたので，"復職するつもりです"と答えたら，Kさん（ソーシャルワーカー）は，"この病気は少しずつ回復することはあっても，6カ月を過ぎてから大きく改善することはないのはご存じでしょう。仕事を続けるのなら，あまり長いこと休んでいると，仕事の人に忘

れられちゃうし，自分も忘れちゃうでしょう。もし復職するな
ら，早いに越したことないですよ。復職後にリハセンターが助
けてくれますよ。コツを聞いたりできますよ"と言ってくれた
んです」（二谷さん）

　このアドバイスを聞いて，二谷さんは，自分はリハビリにとらわれすぎて
いたと思い直した。「リハビリが目的になるのではなく，リハビリは手段にな
ればよい」と考え，少しぐらい手足が不自由でも仕事はできるのだと思える
ようになったという。このソーシャルワーカーのアドバイスは，二谷さんに
とって「人生の転機」になるほど重要なものであった。
　二谷さんは，自分で思っていたよりも早く復職するように勧められた。一
方で，福田さんの場合は，医療専門職から「もう少し訓練してからのほうが
よい」と言われ，復職を先に延ばした。福田さんは54歳の時に脳梗塞になっ
たが，発症してから4カ月後の1999年12月には退院していた。
　福田さんは退院と同時に復職できるものと思っていたが，理学療法士から
「すぐ復職は無理です。もう少しリハビリしましょう」と言われた。そこで，
退院後もリハビリ病院に外来で通って訓練して，発症後6カ月になる2000
年2月から職場に戻った。福田さんは，すぐに復職できなかったことに，初
めは憤りを感じていた。しかしやがて，やはり訓練してから復職してよかっ
たと思うようになったという。

◆受け入れ側の対応

　受け入れ側の対応も，人々の復職に大きな影響を与えていた。会社の福利
厚生制度は，そのひとつの大きな基盤になっていた。福利厚生制度の内容は，
会社によって異なっている。この制度が整っている場合には，病気になった
としても，通常すぐに退職しなくてはならないということはない。たとえば
病気が原因で出勤できない場合は，まず休暇という扱いになる。さらに長く
なれば欠勤扱い，またさらに長引けば休職扱いとなる。

　会社にこのような制度が整備されているのは，病気になると通常の社会的責務が一時的に免除されるという病人役割が働いているからである。こうした制度によって人々は，病気になって仕事ができなくなったとしても，一定の期間は会社を辞めることなく治療や訓練に専念できる。回復したら復職するという可能性が残されるのである。

◆復職を果たした人々

　そのほかにも復職する際には，受け入れ側からいくつかの配慮が提示されることがあった。それらは，就業時間の短縮や，出社時刻や退社時刻を自由に設定できること，在宅勤務を認めること，通勤しやすい場所への転勤，業務内容の変更などであった。

　たとえば葉山さんは，勤めていた会社に就業時間を短縮してもらった。脳卒中になる以前は9時～17時15分であった勤務時間は，9時15分～16時30分となった。この会社は，葉山さんが高校を卒業してからすぐに勤め始めた会社で，脳卒中になった時は勤続20年を超えていた。自力で通勤が可能なことが復職の条件であったので，葉山さんは訓練に励み，ラッシュの時間帯を避ければ，電車で通勤ができるようになった。葉山さんはこうした条件で復職し，41～49歳の8年間を勤め上げた。そして50歳になった時に，この会社の準定年制度を利用して退職した。

　また，沼田さんは，脳卒中になってから在宅での勤務が認められた。沼田さんの自宅から勤務先までは，バスや電車を乗り継いで行かなくてはならなかった。沼田さんは左麻痺で，杖を使いながらだったら歩くことはできた。だが，乗り換えがあるうえに，満員電車に乗っての通勤は難しかったので，会社に掛け合って在宅での勤務を認められた。

　福田さんは，通勤しやすい場所に転勤することで復職した。それまで福田さんの勤めていた会社は自宅から遠く，電車の乗り換えもあった。そこで長時間の電車通勤をしなくてすむように，自宅から車で通える距離にある子会社に出向するという形で転勤し，復職をしたのである。

149

須坂さんや野中さんは，脳卒中になった時点で会社の役員職に就いていた。そのため出勤や退社の時刻，業務規定に比較的拘束されない待遇で復職することができた。

　江藤さんは，調理の仕事をしていた。心臓のバイパス手術もしていたので，急性期の病院での入院が3カ月と長引いた。雇用主は，急性期病院に入院している間，「とにかく良くなるまで休むように」と言って心配してくれ，復職にも理解があった。

　江藤さんはリハビリ病院を退院した後すぐに職場に戻ることができた。江藤さんの場合，職場まで歩いて3分のところに住んでいたので，自分で通勤することが可能であった。また復職した当初は，雇用主から午前中の2時間くらいだけ職場に通えばよいと言われ，同僚からも仕事は味見だけでよいからということで受け入れてもらえたという。

　二谷さんは，それまでの管理職の仕事はもうできないと自分で判断し，社長に「私はダメですから，別の人を立ててください」と涙ながらに言った。その時，「しっかり養生しなさい」と励まされ，復職の可能性は否定されなかった。その後，二谷さんは，仕事の内容を変えて元の会社への復職を果たした。

通勤のための試行錯誤

◆大変な電車通勤

　聴き取りをしたかぎり，復職に際して会社からは，公共の交通機関を使った通勤が条件として提示されることが多かった。葉山さんは，ちょうど40歳の時に脳卒中になり，左麻痺が残った。葉山さんは総合商社の営業部で事務の仕事をしていたが，リハビリ病院での入院中，復職するかどうかをソーシャルワーカーから聞かれた。葉山さんは自分としては，それまで通りとはいかないまでも仕事は続けられると思い，「戻れると思う」と答えた。主治医も葉

山さんの状態なら復職が可能と判断した。

　そこでソーシャルワーカーが，会社に連絡して問い合わせてみた。そして，自分で公共交通機関を使って通勤することが可能ならば復職してもよいという返事を取りつけた。

　葉山さんは，会社に通えるようになりたいと思い，理学療法の訓練に励んだ。しかし，リハビリ病院の訓練室では歩けるようになっても，実際に町に出てみると，道が狭かったり，段差があったりとさまざまな障壁に突き当たり，なかなか思うように歩けなかった。葉山さんの自宅から会社までは乗り換えはないが，地下鉄を使わなければならなかった。葉山さんが復職しようと思った当時は，エスカレーターやエレベーターの設備は一部の駅にしかなかった。そのため，階段を上ったり，下りたりできることは必須であった。

　そこで葉山さんは，リハビリ病院を退院してから，歩いて駅まで行くことや，階段の上り下りができるように訓練した。その結果，自宅から地下鉄に乗って会社まで1人で通えるようになり，復職を果たした。ただ，以前と比べて，会社まで通うのに時間がかかるようになった。また急ぐと緊張してしまい，よけいに身体が硬直して動かなくなってしまうので，急ぐことができなくなったと感じた。そこで葉山さんは，病気になる前のようなスピードで身体を動かすことができないことを見越して，時間に大幅な余裕をもって家を出るようにした。

　復職に当たって葉山さんは，通勤できるようになったとはいえ，麻痺の残る身体でどのくらいの仕事ができるのかと，不安に思っていた。「私はもう通用しなくなっちゃったのかなぁ，社会に。どのくらい通用するのかなぁ，という思いを持っていた」と，葉山さんは言っていた。

　葉山さんは，「自分が十分な仕事ができないせいで，同僚に迷惑をかけてしまうのではないか」ということも危惧していた。それと同時に葉山さんは，仕事を続けることで体調を崩し，脳卒中が再発することも恐れていた。こうした不安材料を抱えていたが，葉山さんは復職に踏みきり，準定年を迎える50歳までの10年間，会社に勤め続けた。

◆通勤途中でのトラブル

　二谷さんも復職の際に，通勤できることが条件であった。訓練室では杖を使えば歩けるようになっていたので，リハビリ病院を退院してから復職の日まで自分で通勤の訓練をした。自宅から会社までは，駅まで歩き，階段を上り下りしてホームまで行き電車に乗る必要があった。それから会社の最寄り駅で電車から降り，再び階段を上り下りして駅を出て，さらに歩道橋を渡って行かなければならなかった。

　二谷さんは，この行程をできるかぎり毎日繰り返し練習した。初めはラッシュの時間帯を避けた昼間に行っていた。この時間帯だと，電車で座ることができたからだ。しかし，実際に会社に通う時間帯は，ラッシュを避けたとしても，昼間の時間帯よりは混んだ時間帯にならざるをえなかった。そのためこの時間帯で訓練するようになると，電車で座れないこともしばしばあった。

　二谷さんは左麻痺で，左の肘が拘縮していて伸びない状態であった。ある日，こうした練習のために電車に乗ったが，混んでいて座れなかったので，つり革につかまって立っていた。その時，左隣に立っていた女性のショルダーバッグの紐が，どういうわけか二谷さんの麻痺した左腕に引っかかってしまった。

　二谷さんは，すぐに外そうと思ったがなかなか外れなかった。二谷さんはこの状況に緊張し，ますます拘縮がひどくなり，女性のショルダーバッグを引っ張るような格好になってしまった。女性にしてみれば，引ったくりにあったような状況になってしまったのである。二谷さんは，自分は障がい者で左手が麻痺していて思うように動かないということを女性に説明したが，状況を理解してもらうまでは大変だったという。

　またある時，二谷さんは駅から会社に向かう道の途中にある歩道橋で，危うく転倒しそうになる危険な体験をした。その歩道橋は一部が狭くなっていた。通常であったらそれは，大人が2人すれ違うのに，互いにぶつかること

はない広さである。ところが，歩く時少し左右に振れる二谷さんは，反対方向から来た男性とちょうど道幅が狭くなっているところですれ違うことになり，ぶつかってバランスを崩してしまったのである。

二谷さんは，男性が自分に向かって歩いてくるのを目で捉えていたが，その道幅が狭くなっている場所を自分のほうが先に通り抜けられると考えた。しかし，二谷さんの歩みは以前と比べたら遅くなっており，実際にはちょうどそこですれ違うことになってしまった。幸い転倒はまぬがれたが，二谷さんは冷や汗をかくほど恐怖を感じたという。この体験の後，二谷さんは周りの人の動きをよく見て，それを妨げる動きをしないようにしようと決意した。

> 「障がい者だからと権利を主張しても，怪我するのはこちらだから。障がい者は障がい者らしく，自分で自分を守らなくては」
> （二谷さん）

この時，二谷さんは，健常者を優先する社会の矛盾を感じつつ，不自由であるという身の処し方を受け容れざるをえないと感じた。このような試行錯誤を経て，二谷さんは1人で通勤する方法を身につけ，復職を果たした。

仕事をするための試行錯誤

◆新しい仕事内容を見つけ出す

彼らが復職するに当たっては，それまでとは異なる身体で仕事をすることになる。また，同じ業務内容をすることになっても，以前のようには動かない身体でしなくてはならない。そこで，仕事のやり方や体調の整え方など，彼らはさまざまな工夫をしていた。

発症当時，大手メーカーで部長をしていた二谷さんだったが，復職するにしても自分はもう組織のリーダーはできないだろうと感じていた。そこで二

153

谷さんは，リハビリ病院から退院すると，自分がどのような仕事ならできるかと考えた。そして，かつて事業部にいた時，商品情報や他社情報や顧客情報がほしいと思っていたことを思い出して，調査をやりたいと思い立った。そして，復職するまで自宅療養をしている間に，そのことを会社の上司に申し出た。「調査の仕事をやって事業部に貢献したい」と言ったら，上司は「よし，お前にその仕事を命令する。当分やってくれ」と言って，了解してくれたという。

　こうして二谷さんは，自分の身体と健康の状態を鑑みて，同じ職場で新しい仕事を始めることを決意した。ただし，すんなりと気持ちを切り替えられたわけではなかった。二谷さんは，会社の第一線での仕事をそれまで30年間行ってきており，その中でも長の役目を担っていた。脳卒中になるまで，実現させようと力を注いできたプロジェクトもあった。それを途中で中断せざるをえなかったのである。

　復職してからは，どんな調査をするのか具体的には決まっていなかったので，同期の同僚に相談してみた。その同僚はテーマを決めて，調べて，定期的にレポートして出してみてはどうかと二谷さんにアドバイスしてくれた。さらに，「"この話は二谷に聞け"と言われるくらいになってみろ」と檄を飛ばしてくれた。この言葉に刺激を受けた二谷さんは，以来，自社の商品開発につなげるため，顧客に今後の経営方針を聞きに行き，どんな商品を望んでいるのかを聞き出し，それをまとめてレポートするという調査の仕事を行うようになった。

　初め二谷さんは，障がいを持つ自分などが顧客を訪ねて行っても，どうせ相手にされないだろうと思っていた。しかし，訪ねて行ったほとんどの顧客から丁寧な対応をされたり，こんなことまで話してしまってよいのかと思うことまで話してもらったりした。二谷さんは，こうした顧客の反応を見て，「障がいがあるからといって，自分を卑下していても仕方ない」と思ったという

　この体験は，それまでの経験を参照して，障がい者であるからと一歩引い

154

た気持ちになっていた二谷さんにとって，障がいがあったとしても重要な仕事ができるという新しい経験となった。二谷さんはその後も調査の仕事を続け，定年まで会社を勤め上げた。

◆できないことは人に頼む

葉山さんは，先に見たように勤務時間を短縮するなど，会社が柔軟な対応をしてくれたので復職が可能になった。その際，復職したら麻痺の残る手でどのように仕事をしていこうかと，自分なりに考えたという。

> 「復職させていただくなら，何ができるかなあと思いました。でも，表を作ったりしようと思っても，片手が動かないから線引きが使えない。それでOT（作業療法士）の先生に台形定規があると聞いていたので，それを用意したんですよ」（葉山さん）

脳卒中になった時，葉山さんは40歳で，それまでにその会社に20年間勤めていた。会社には知っている人がたくさんいたので，脳卒中になり障がいを持つようになったとしても，事あるごとに手助けしてもらうことができたという。

左麻痺でも葉山さんは，コピーをとったり，受話器を肩に挟んで電話の声をメモにとったりするような仕事ができた。片手で大量の紙を揃えるために，箱を作って角を合わせやすくしたりするような工夫もした。このほかにも葉山さんは，周囲の人からのアドバイスを取り入れ，仕事をやりやすいような工夫を重ねていった。

ただし，急いで何かをすることや，コピーの紙詰まりを取ったり，インクを取り替えたりといった両手を使う仕事はできなかった。そこで，そういうことをしなくてはならない時には，同僚に頼んでやってもらった。このように，できないところは人に頼み，試行錯誤を重ねて工夫してできることを増やすことによって，葉山さんは準定年まで仕事を続けることができた。

◆仕事のやり方を工夫する

　日野さんは，主婦業とともにピアノ講師の仕事をしていた。日野さんが脳
梗塞になったのは60歳の時で，右麻痺と失語症という後遺症が残った。日野
さんはリハビリ病院へ半年入院している間，右手に麻痺があるので再びピア
ノが弾けるようになるとは思えなかった。

　そのリハビリ病院では，受付前のホールにアップライトのピアノが置いて
あり，日野さんはそれを見る度に泣けてきたという。また，退院して家に帰っ
ても，ピアノのある部屋には入るのも嫌だったという。しかし，リハビリ病
院から退院してしばらくして，中学生になるピアノの教え子たちが5人くら
いで連れ立って，お見舞いがてら遊びに来た。彼らは皆，幼稚園や小学校の
低学年の時から習いにきていた子どもたちで，日野さんの様子を見て，また
教えてほしいと言った。

> 「子どもたちがね，"先生元気じゃん" と言って，"口で教えて"
> と言うんです。でも，できるかどうか不安でしょ。7月くらい，
> ちょうど夏休みに入ったくらいから始めてみたんです。1週目
> の朝からドキドキしていましたよ。1人1時間くらいレッスン
> するけど大丈夫かなとか。朝から，レッスンのある午後に合わ
> せていろいろ準備したり，体調整えたり。お世辞でやっている
> のかとか，遠慮しているのじゃないかなっても思いました」(日
> 野さん)

　日野さんは，彼らが見舞いに来てからレッスンを始めるまでの3カ月の間，
どのように教えたらよいかいろいろと考えた。口で教えるといっても，自分
も弾けなくては，生徒に理解させることは難しいと思い，左手だけでピアノ
を弾いたりしてみた。また，疲れてくると言葉が出づらくなるので，レッス
ンが始まるまでは，休養をとりながら準備をするようにした。そして，以前

のように毎日1時間刻みで何人もの生徒に教えるということはやめた。そして午前中いっぱいは午後のレッスンに備えて体調を整えることに時間を費やし，午後に1人だけを教えることにしてレッスンを開始した。

　聴き取りをした時は，そうした子どもたちも大学生になっていて，習いには来なくなっていた。そのかわり日野さんは，以前ピアノを習っていたという近所の主婦や，ピアノを弾けるようになりたいと思った大学生など，4人の生徒にピアノを教えていた。

◆活動主義を超え，〈生〉の可能性を見出す

　以上見てきたように，二谷さんや葉山さんや日野さんなど脳卒中になってからも復職した人々は，できないことを同僚に頼むようにしたり，やりやすい方法を考えたりしていた。また，仕事の量を調整したりして，以前と同じ仕事を続けていくにしても，さまざまな工夫をしていた。

　自律性を重視し効率良く働けることに高い価値を置く，活動主義を標榜するそれまでの彼らだったら，できないことを人に頼んだり仕事の量を減らしたり効率の悪いやり方ですることに対して，低い評価しか与えることができなかっただろう。しかし，彼らは，自律性を強硬に主張するよりも，できないことは誰かできる人にやってもらえばよいと考えたり，仕事量が減っても仕事そのものに意味を見出したりするようになっていた。そして，仮に効率の悪い仕事の進め方であっても，心をこめた仕事ができることに喜びを感じていた。ここに，彼らが仕事の遂行に対する新しい経験を手に入れたことが見受けられる。

　ここに至って人々は，やり方を変えれば，現状は危機だけではなく，いくつもの可能性に開かれていると思えるようになっている。脳卒中になって身体が不自由になったとしても，働いて社会生活を送ることは可能なのだという認識を持てるようになった人々は，危機としか捉えることのできなかった〈生〉の位相を，可能性に開かれたものと捉え返している。この時，彼らにとっての〈生〉は，再び統合を果たしているといえる。

病いの受け容れ
——〈生きる〉ための試行錯誤（2）

第IV章

危機としてしか捉えられなかった
脳卒中の後の現実を，人々はやがて
自分のものとして受け容れてゆく時がくる。
以前と同じような身体の動かし方や
発話はできなくなったとしても，
道具を使ったり代替手段をとったりして，
さまざまなことができることが分かってくる。
これは，危機に陥った自らの〈生〉を統合させ，
まとめ上げようとしている過程と捉えることが
できる。

IV

第1節
生命の受け容れ——第1の位相

受け容れるということ

◆耐えて受け容れる過程

　脳卒中になった人々が，さまざまな行為をしながら危機的な状況になってしまった身体や生活を克服していくこと，元のように回復しようとしてきたことを第Ⅲ章では見てきた。それらは，設定された課題を遂行すれば効果が現れるという予測可能なものではなく，さまざまなことを試みては成功と失敗を繰り返すという，不確実性を伴う試行的な営みであった。

　しかし，彼らが身体と生活の回復に向けて可能なかぎり努力しても，さらに限界に突き当たることもあった。ここでは，この限界に突き当たった彼らが，その状況を耐えて受け容れようとする過程について見ていく。

　誰もが皆，なんとかして元のように戻りたいと思い，リハビリ訓練をしたり，元いた職場と掛け合って復職しようとしたり，さまざまな工夫と努力を重ねてきていた。それでも，元の状態に戻ることはできない現実に直面した時，彼らはそうした姿もまた自分である，と受け容れていくようになっていた。

　人々は，身体の限界に直面しながらも，障がいのある身体状態であっても，それまでと同じではなくても別様のやり方で，さまざまなことができることを見出す。また，それまでとは異なる生活の仕方を見出していくようになる。ここではこの過程を「主体の立ち上がり」のもうひとつの姿として検証する。

◆リハビリテーション医療における「障害受容」

　制度としてのリハビリテーション医療は，脳卒中になった人々がこのような道筋を辿る後押しをする。リハビリテーション医療は，基本的には治療による回復を目標にしたものである。それとともに，人がその障がいを受け容れ，障がいのある状態に適応させることも目標としているように見える。

　その際のツールとしてリハビリテーション医療では,「障害受容」という用語が用いられている。本人が障がいを受容しているかどうか評価され,受容できない人は治療の対象になっている。それは,身体障がいを本人が受容することによって,訓練が進むと考えられているからである。

　こうした考え方によってリハビリテーション医療においては,杖や装具を使って歩けるように訓練したり,車椅子を使えるようにしたり,利き手を交換したりしていた。障がいのある身体に適応した,それまでとは異なる身体の振る舞い方を身につけるように医療専門職は働きかけをするのだ。今までとは別様な方法をとれば,いくつかのことはできるようになるという可能性を彼らに示唆しようとしている。あるリハビリテーション医は,こう言っていた。

> 「歩けない人がいるでしょ。行く場所をつくらないと。じゃないと,いつまでたってもベッドの中だよ。だから装具をつくるっていうんじゃダメなんだよ。何に興味があるのかって,まず聞く。買い物でも何でもいいんだよ。パチンコなんて人もいるよ。"パチンコ行けるようになろっか"って言うと,心がムクッと起き出すんだよ。そんなこともできるようになるのかってね。患者さん,思うんだよ」(若葉リハの医師)

　このように,リハビリテーション医療では本人の「希望」を引き出して新しい身体をつくり出す第一歩としていた。

「障害受容」の陥穽<ruby>陥穽<rt>かんせい</rt></ruby>

◆「障害受容」の強要

　しかし,一方で医療専門職による障がいの受容が強制的なものとなって,

反発を覚えていた人もいた。瀬古さんは，医療専門職による「障害受容」の強要に反発を覚えた１人であった。

　瀬古さんはリハビリ病院に入院中，看護師から「心理のお時間ですよ」と声をかけられた時，「これから，"あなたは神を信じますか～"に行かなくちゃ」と言っていた。筆者がそれは何のことか聞くと，瀬古さんはこう答えた。

　　「これから行くところ，"あなたのお悩み聞いてあげます"って
　　言うんだよ。新興宗教だよね。見ず知らずの人に，"悩んでい
　　ることありますか"って聞かれて，あなた，答えると思う？」
　　（瀬古さん）

　瀬古さんは，入院初期に行われた臨床心理士による心理評価で，障がいを受容していないと判定された。そこで，「障害受容」を促すために，しばしば臨床心理士との面接の時間が設けられた。しかし瀬古さんは，心理の面接に対して非常な嫌悪感を持っており，この時間が苦痛で仕方がなかった。

　　「何か悩んでいますかとか，根ほり葉ほり聞かれたよ。途中で
　　逃げ出して来ちゃった。もう，うるさいんだもん。こんなに
　　なったら，困っている人いっぱいいるんじゃないの？　夜中に
　　しくしく泣いている人とかいるでしょ。（心理的介入は）うっ
　　とうしいよ。」（瀬古さん）

　脳卒中になって麻痺や失語症が残り，これから先の生活がどうなるのか途方にくれ，危機感を抱いている人にとって，「障がいさえなかったらよかったのに」という思いは共通していた。障がいを受け容れるということは，短期間ではできない。ましてや面接の時間だけ接する専門職から促されてできるようになるものではなかった。

　瀬古さんは,「車椅子で外に出ることは考えられないし, 杖を使うなんてみっともないこともできればしたくない」と言ったりしていたので,「障害受容ができていない」という評価を受けていた。

　一般に車椅子や杖は, この社会では身体障がい者を表象するシンボルとなっている。車椅子で移動したり, 杖で歩いたりすることは, 身体の不自由さを意味するだけではない。個人の能力において劣った存在とみなされるということも, この社会では往々にしてある。聴き取りをした人生の途中で脳卒中になったほとんどの人々は, 健康で効率良く働けることに高い価値を認めており, 自身もそのようであると認識してきた。そうした人々にとって, 杖という身体障がい者のシンボルを利用することは, 自らが低い評価を与えられる集団の一員になったことを感じさせることになっていた。

　このように, 車椅子や杖を使うのを拒否したり, それらを利用することを格好悪いと考えたりすることは,「障害受容」ができていないと医療専門職から判断される根拠となっていた。そして受容を促すため, たとえば瀬古さんのように心理の面接が行われたりしていた。しかし, それが本人にとって苦痛となっている側面も忘れてはならないだろう。

　臨床心理士から「障害受容」ができていないと評価された瀬古さんも, 今までのように自由に動けないこと, 歩くためには杖を使わざるをえないことをいつかは受け容れざるをえないと, 心の中では思っていた。そして, 今まで営業職として働いてきた職業生活も, 別の形になるかもしれないと不安に思っていた。

　しかし, そうした人としての弱さを, 医療専門職であったとしてもほとんど初対面の他人に打ち明けるということは, 今まで自立した大人として生きてきた瀬古さんにとって屈辱的なことなのであった。救命医療において導尿されることに対して, 自尊心を傷つけられるような気持ちを持った沼田さんや辺見さんや根津さんと同じく,「障害受容」を促すための心理的介入に対して, 瀬古さんは自立した大人としての誇りを傷つけられるような気持ちを持ったのであった。

それぞれの受け容れ

◆何年も続く「絶望」

　障がいを受け容れることは，医療専門職などといった他者から強制される
ものではなく，個々の人が自分で感じ取るものである。小谷野さんは，聴き
取りをした時，発症18年目であった。小谷野さんは不動産業をしており，か
つては町会の役員や青年指導員など多数の仕事を同時に請け負っていた。ス
ケジュール帳は毎日ぎっしりと予定が埋まっていた。また，地域の「顔」と
して，政治家の集まりなどにもよく出席していた。それが小谷野さんにとっ
て当たり前の世界のあり方であった。

　ところが，1985年，47歳の時に脳梗塞を発症し，その世界は一変した。
小谷野さんは，急性期の病院に3カ月入院してから退院し，その2年後にリ
ハビリ病院に4カ月入院して訓練をした。その間ずっと病気になった自分を
受け容れることができずにいた。

　小谷野さんが訓練のために入院したのは，若葉リハであった。それまでの
自分は「肩で風を切って歩くかっこマン」であった。それなのに，今は杖を
突いて歩く「みっともない」姿になってしまったと小谷野さんは思っていた。
知人や近所の人に姿を見られるのが嫌で，リハビリ病院を退院した直後は
ずっと外に出られなかった。

　そんな小谷野さんであったが，発症後，何年かの月日を過ごすうちに，「自
分の手足が不自由なことは，"仕方がない"と受け容れるしかない」と徐々に
思うようになった。小谷野さんは，家の中にこもりきりになったら，身体も
動かなくなるし，家族以外の人との交流もなくなってしまうと考え，なんと
かその状況を変えたいと思った。リハビリ病院を退院した後，特にすること
もなく悶々と毎日を過ごしていたが，小谷野さんはある時，東海道を日本橋
から箱根まで歩くという大きな目標を抱いた。

　「秋の頃，"何しているんだろう，オレ"と思ったんですね。もともと東海道を歩きたかった。テレビで箱根駅伝見ていたら，日本橋から箱根までは約100キロだと言っていた。時間がなくて今までできなかったけど，やってみようと思ったのね」(小谷野さん)

　小谷野さんは，歴史が好きだった。病気になる以前から史跡を訪ねながら東海道を歩いてみたいと思っていたが，忙しくてずっとできずにいたのだった。妻は初め，この小谷野さんの目標を聞いた時，こんな身体になって1人で長距離を歩くなんて危ないと思い，反対した。ただ若葉リハに入院していた時からの主治医は，小谷野さんに「やってみな」と言って賛成してくれた。
　この時から小谷野さんは，東海道に関するガイドブックを図書館で借りてきては熟読し，必要な箇所をコピーした。そして，1日でどのくらい歩けるか，交通手段はどうするかといったことをそこに書き込んで綿密な計画を立て，半年間かけて東海道を歩く準備をした。そうした姿を見て，やがて妻も賛同してくれるようになった。逆に，小谷野さんが計画に対して弱気なことを言ったりすると，「やってないのに，できないと言うな」と叱咤するほどになった。
　東海道を歩くといっても，1回ですべての行程を歩くというものではない。1回に数キロの区間を歩き，それを積み重ね，全行程をくまなく回るというものであった。小谷野さんは歩き始める場所までと，歩き終わった場所からは，電車やバスなどの公共の交通機関を利用した。そして東海道を日本橋から箱根まで「片手片足」で，半年かけて歩き切った。品川宿で鯨塚を見て，保土ヶ谷宿の先の権太坂を通り，箱根神社に行き，茶屋にも寄った。歩き切った時は，若葉リハの主治医とともに完走祝いをした。
　それ以来，小谷野さんは，積極的にどんどん外に出ていけるようになった。杖を突いた姿を人から見られるのは嫌だと思っていたのに，杖を携えて親戚の結婚式に出席することさえした。

小谷野さんはこの頃，朝起きたら，「まず今日はどこに行こうか」と思いをめぐらすという。たとえば，ある日は朝，スポーツ新聞を買いに行こうと思う。そして，そこにクイズがあったら解いて，応募する葉書を買いに行き，答えを書いたらその葉書を出しに行く，という具合である。小谷野さんは，自分は出不精だから，何か用事をつくっては外出するようにしているのだという。

　最初の頃は，1日の計画を立て，時間が足りなくなって行けなくなったり，行き忘れてしまったりすると，悔しくて仕方なかった小谷野さんであった。しかし次第に，その日には行けなくても，また別の日に行けばよいとも思えるようになったという。

◆「出る」がもたらした「出会い」と「変容」

　小谷野さんは，「床を出る，部屋を出る，家を出る，町を出る」ということを心がけていた。身体の自由が利かなくなると，寝床から起き上がることからまず，億劫になる。そして1日中寝巻きを着て「テレビの番人」になってしまい，何日も家族以外の人と会わないということになる。そして外出といえば，行き先は病院の外来だけ。

　多くの脳卒中者はこうした状況に陥っているのではないかと，小谷野さんは言っていた。しかし，この状況を自分にふさわしくないと思い，その状況を変えたいとほとんどの人が思っているのではないかとも言っていた。

　小谷野さんは，障がいを持つようになった人が家の外に出る時には，個人的にも社会的にもさまざまな障壁があることを承知していた。しかし，なんらかのきっかけがあれば，状況を変えていく方途が見出せると考えていた。

> 「みんなに，"外に出ろ出ろ"って言うんですよ。そうすると，顔洗って，歯を磨いて，服着なくちゃならないでしょ。出なくちゃね。私，結婚式にも，かっこ悪いけど，杖突いて出たりしましたよ」（小谷野さん）

　小谷野さんは，絶望して家の中に閉じこもっていた自分は自分らしくないと反省した。それからは，手足は不自由になったが，積極的に外に出て，人と関わるという，自分らしい生き方ができるようになった。この時，小谷野さんは，元の自分に戻ったのではない。「新しい自分」として，それまでよりも豊かな人とのつながりを得，より高次な自分になるという「変容」をしたのだ。東海道を歩きたいと言った時，激励してくれた医師や，日々の生活で自分を支えてくれた妻との「出会い」は，小谷野さんがこのように「変容」するための契機^{モメント}になっていた。

　また，東海道を歩いていた時，小谷野さんは思いがけず何人もの親切な人に出会った。それまでは障がいを持つ自分が長い道のりを1人で歩いていたら，変な目で見られるのではないかと危惧していた。ところが，実際には休む場所を提供してくれたり，水を持ってきてくれたり，親切に道を教えてくれたりした人が何人もいた。障がいを持っていたとしても，外に出て行けば，1人で考えていた時には思いもよらなかった良い出会いを経験できることを，小谷野さんは身をもって感じたのである。障がいを持ちながらも，「まだ自分の可能性のすべてを諦めることはない」「障がいを持つようになったからこそ，今までできなかったことを存分にできる」。そのように小谷野さんは思えるようになった。

　人としての生き方はさまざまであり，障がいを持ちながらでも豊かな〈生〉を生きることが可能であると，小谷野さんは自らを肯定的に捉え返していた。この時，ひとたびは自殺を考えるほどに自分の〈生〉がバラバラになった小谷野さんにおいて，〈生〉は統合されたといえる。

第2節
コミュニケーションの困難の
受け容れ──第2の位相

 A ## コミュニケーションのための道具

◆ワープロやパソコン

　聴き取りをした人々の中には，道具を利用することで，失われた身体の機能を補っていこうとする人たちがいた。二谷さんは，「障がい者にこそ，パソコンと車が必要」と言う。そして，こうした道具を使うことによって，障がいがあっても通信や移動が容易になり，交友の幅や行動の範囲が広がったと感じていた。二谷さんだけでなく，多くの人がパソコンや車を使うことの利点を述べていた。

　特に失語症で右麻痺になって，言葉も出ないし利き手で字が書けなくなった人にとって，パソコンは重要なコミュニケーションのための道具になっていた。言葉が出ないなら字で伝えよう，字が書けないならキーボードを使おうというわけである。

　ただし，パソコンが便利な道具であったとしても，脳卒中になる前に使っていなかった人にとっては，新しく操作を覚えなくてはならないという困難がある。また，以前から使っていた人であっても，脳卒中の発症前には感じることのなかった多くの困難にぶつかっていた。それでも，何人かの人々は片麻痺や失語症といった新しい身体の状況に合わせて，それらの道具を使いこなす方法を試行錯誤しながら見つけ出していた。

　木谷さんは，失語症と右麻痺を併せ持っていた。手足の麻痺はさほど重くなかったので，しばらくすると木谷さんは杖を使って歩けるようになった。しかし，失語症はなかなか良くならなかった。一番困ったのは，自分で考えていることが言葉として出てこず，相手に伝わらないことであった。文章も読めなくなったし，計算もできなくなっていた。

　そこで木谷さんは，リハビリ病院に入院している間，市販の小学校3年生

の国語と算数のドリルを妻に買ってきてもらってやってみた。ドリルはなかなか解けず，特に掛け算は難しくてできなかった。木谷さんは，以前は高校の物理教師であったので，簡単な計算さえできなくなったことにひどくショックを受けた。しかしそれでも，毎日コツコツとドリルを解いていった。

　なかなか失語症が良くならないと憤る日々は，リハビリ病院からの退院を挟んで約9カ月続いた。発症してから4，5カ月の時に，友人からお見舞いの手紙をもらい，返事を書きたかったが書けなかった。何度も返事を書き始めようとするが，文章にならなかったのだ。

　何でもよいから返事を書こうと思い，名詞をいくつか並べてみたこともあった。そして，3日かけてやっと1枚の葉書を書いた。しかし，それが相手に理解できる文章になっているのかどうかさえ自分では分からなかったので，結局，葉書を投函することはできなかった。そうこうしているうちに木谷さんは，返事を書くことをやめてしまった。

　木谷さんは，教育に関する著書を書こうと思って，定年を目前に高校教師を辞職した。そして，その1カ月後に脳卒中を発症したのだが，高校教師時代にすでに教育に関する著書を1冊書いていた。その時，文章はすべてパソコンを使って打ち込んでおり，その腕前はブラインド・タッチができるほどであった。木谷さんにとってパソコンは，ものを書く時の必需品であった。

　そんな木谷さんであったが，パソコンを動かしてみようという気持ちになったのは，ようやく発症して9カ月経ってからであった。友人からの見舞いの手紙の返事を，直筆では無理でも，パソコンでなら書けるかもしれないと思ったからだ。しかし，木谷さんは，パソコンの使い方をすっかり忘れ，スイッチの入れ方さえも分からなくなっていた。

◆試行錯誤の文字入力

　パソコンのスイッチの入れ方を忘れてしまった木谷さんだったが，いろいろボタンを押しているうちになんとか起動した。そこで木谷さんは文字を打ち込もうとしてみた。しかし，それは失語症になった木谷さんにとって非常

に困難なことであった。失語症になると，漢字は理解できても平仮名が分からないことが多い。濁音は特に難しい。それでも，木谷さんはなんとか文字を打とうと，いろいろなことを試みた。

　たとえば，「午後」と入力したい時，木谷さんは「こ」と「ご」の音の違いが分からない。そこで，「ここ」「ごこ」「こご」「ごご」の4つの組み合わせの平仮名を漢字変換させ，「午後」という漢字になったものだけを選択して入力した。「住所」を「じゅうしょ」と入力する時も大変で，この2文字を書くだけで1時間もかかった。この時は，国語辞書を1枚1枚めくったり，見当をつけて開いたりしながら「住所」と漢字で書かれているのを偶然に探し出し，振り仮名を見つけてキーボードで入力したのだという。このように，パソコンで文字を打ち込もうとした初めの頃は，ひとつの単語を入力するのに膨大ともいえるような多くの時間がかかった。

　しかし，木谷さんは，毎日パソコンに触れているうちに，やがて1行の文を1時間で書けるようになり，4カ月後には数行の短い文章を書くことができるようになった。文章を書けるようになるまでには，ところどころ助詞などが抜けたり，違う文字が入ったりしてしまうこともあった。それで，妻に添削してもらいながら文章を正しくしていった。このような試行錯誤を繰り返すうちに，念願であった友人への返事の手紙をついに書くことができた。

　こうして木谷さんは，話すことや手で書くことが難しいという現状を受け容れて，試行錯誤しながら他者とコミュニケーションを図る自分なりのやり方を見つけ出していった。木谷さんは，聴き取りをした時，「今なら普通に文章が書ける」と自信を持って言っていた。この時，木谷さんはそれまでとは異なる「新しい自分」を見出している。

話せないことを受け容れる

◆極度の落ち込み

　赤木さんは，聴き取りをした時，発症してからすでに16年経っていた。反動を利用しながら右半身を移動させ，杖を使わずに歩けるほど身体的には回復していた。しかし，失語症はなかなか良くならず，月に1回は病院に通い，言語のリハビリ訓練を行っていた。

　赤木さんは，その時3つの患者会に所属していた。多い時は4つの患者会に所属していた。それらは，以前入院していたリハビリ病院の患者会，「みさきの会」ができるまで通っていた隣の区の失語症の会，居住地にある中途障がい者の会，そして「みさきの会」である。失語症になると，言葉を使って人と話をすることを諦めて，うつむいてしまう人も多い。しかし「みさきの会」で見かける赤木さんは，いつもにこやかな表情を浮かべていた。

　赤木さんは，リハビリ病院に入院している時から落ち込みを人にはあまり見せず，妻に対しても明るく振る舞っていたという。当時の赤木さんは，言葉を話すことがほとんどできないとともに，記憶にも障がいが残っていた。赤木さんの妻は，昔のことをいろいろ思い出してもらおうと思い，夫の服やシャツを着て見舞いに行ったりした。赤木さんの妻が病室に入ると，赤木さんは手を挙げて，「イエーイ」と言ったりして歓迎したという。

　しかし，そのような振る舞いを見せる反面，赤木さんは内心では思い悩むことも何度かあったという。赤木さんは，リハビリ病院に入院中，飛び降りて死のうと思って病院の屋上に1人で上っていったことがあった。この時は，赤木さんの姿が見えないのに気づいた妻が，病院中を探し回り，屋上に1人たたずんでいる赤木さんを発見して事なきを得た。

　妻は，赤木さんが極度に落ち込んでいる姿をこれまでに2回見たことがあった。1回は，リハビリ病院に入院中で，大部屋に移る前の個室の時期のことであった。普段なら妻に穏やかな視線を送っている赤木さんであったが，

この時は目を合わせようとせず，溜息ばかりついていた。この落ち込みよう
はただごとではないと感じた赤木さんの妻は，廊下を通りかかった主治医を
見つけ，すぐに相談した。

　主治医は，「やっと自分の状態が分かってきたのかな」と言い，そのままつ
かつかと病室に入っていった。そして「赤木さん，まだ若いんですから，こ
れから良くなりますよ」と一喝した。このことによって，赤木さんの溜息は
一切なくなったという。赤木さんの妻はその時，「先生の一言で，こんなに変
わるのかな」と思ったという。

　もう1回は，退院して地元の保健所の主催する機能訓練教室に通うように
なってからのことである。赤木さんは，保健所の健診に行き，そこで内科医
から，「赤木さん，これよりもっと良くなることはないですよ」と言われた。
それを聞いた赤木さんは，家に帰ってから部屋の隅で寝込むほどに落ち込ん
だ。主治医や担当の理学療法士や言語聴覚士は「いつか良くなります」と言っ
てくれたが，本当は良くなることなどないのではないか。良くならないまま
で，どう生きていったらよいのだろうか。いっそ死んでしまいたい。その時，
赤木さんは，そんなふうに思っていたのではないかと，妻は推測していた。

　暗くなっても電気をつけずにじっと部屋の隅で動かない赤木さんの様子を
見て，いたたまれなくなった妻は，「ここはひとつ，なんとかしなきゃ」と
思った。そこで「あんなの言われたってね，分かんないんだから。私も一緒
に頑張るからね」と言い切って，赤木さんを励ました。この妻の渾身の一言
で，赤木さんは立ち直った。それ以来，これほどの落ち込みを見せることは
なくなったという。

　こうした出来事を経ながら赤木さんは，なかなか良くならない言葉の障が
いを持っていても落ち込んで閉じこもったりしないで，積極的に人々の間に
出て行くようになった。たいていの患者会では，月に一度くらいの集まりが
ある。赤木さんはそうした集まりには，ほとんど出席していた。

◆正確でなくてもコミュニケーションをとれる

　赤木さんの妻は，赤木さんに言葉が通じずにストレスになることが多いという。そこでコミュニケーションの手段として，自分からこういうことなのかと言って，それを肯定するか，否定するかということで，赤木さんの気持ちを確かめたりしていた。たとえば昼食は家で食べるのか，それとも外で食べてくるのか，お風呂は今入るのか，それとも後で入るのかなどを聞き，イエスかノーの返事を待つ。そうしたことによって日々の生活に必要なことを確認し合っていた。

　　「ウチ，16年目になるんですけど，だいたい日常のことはあれ
　　ですけどね。"なんとかなの？" と言うと，"ピンポン，ピンポ
　　ン，当たり" って言うのよ。私は回答者じゃないって（笑）。ク
　　イズやってんじゃないって（笑）。
　　　主人はかなり理解していないようですが，勘で。"うん，そ
　　うそう" って分かったふりしているんですよ。"そうそう" っ
　　て言うんじゃないって，言うんですけどね。後で話，通じない
　　わよって。こっちが話していて "人の話聞いていないでしょ"
　　と言うと "バレたか" って言うのよ，ホント悪いのよ（笑）。確
　　信犯ですからね。どうってことないから適当に返事しているの
　　かもしれないですけどね」（赤木さんの妻）

　赤木さんの妻がこのように言っていたように，赤木さんと妻とのコミュニケーションは，内容が正確に伝わっていないとしても，言葉が足りないとしても，明るく楽しいものになっていた。赤木さんに「どうして，そんなに明るくなれたのですか」と筆者が聞くと，赤木さんの妻は赤木さんに向かって，「どうして，そんなに明るいのですって。そのうちなるんですよって」と言っていた。それに対して赤木さんも，「そうそう」と答えていた。妻が「16年

経つのよ」と言うと，「もう16年か」と感慨深そうに繰り返した。

　赤木さんは，落ち込んだ時に強く励まし支えてくれた妻がいたから，脳卒中になってからの長い年月を生き抜くことができた。妻も赤木さんの存在が自分にとってかけがえのない大切なものだと思ってきた。だからこそ，赤木さんが落ち込んだ時，辛い思いを自分も分かち合い，必死の思いで立ち直らせようとした。互いが互いを必要とするこの「出会い」によって，現在の自分であっても，生きる価値はあるのだ，妻は自分を必要としているのだと赤木さんは感じることができた。そして，「変容」して生きていこうと思えるようになった。

◆患者会への参加

　赤木さんは，地域の保健所の主催する機能訓練教室で一緒に訓練した失語症の人やその家族や医療専門職とともに，発症してから9年目の1995年に「みさきの会」という患者会を立ち上げた。「みさきの会」における同じ境遇の人々との「出会い」も，赤木さんが生きようとする方向に向かう気持ちを支えていた。

　「みさきの会」で赤木さんは，立ち上げの1995年と1996年の2年間，会長を務めた。その間，毎月の例会や旅行などの行事を楽しんだり，失語症になって間もない，新たに会に入会してくる人々を励ましたりしていた。ここは，言葉を話せなくても人とのつながりを感じられる場所で，赤木さんにとって「落ち着く場所」なのであった。それとともに，失語症になったばかりの，うつむいて人と視線を合わせられないような人を赤木さん自身が支える人になることのできる場所でもあった。

　赤木さんの現在の夢は，「みさきの会」の仲間と海外旅行をすることである。それを実現するにはいくつものハードルがあるだろうが，赤木さんはきっと実現できると「希望」を持っていた。赤木さんは，今，自分らしい生き方ができていると思っている。話せないとしても，人としてなんら欠けたところはないと思えるようになっている。赤木さんにとって，自らの〈生〉は統合されたのである。

身体の受け容れ──第3の位相

移動のための試行錯誤

◆車椅子から杖歩行へ

　聴き取りをしたすべての人は人生の途中で脳卒中になり，片麻痺になった人々である。彼らは，脳卒中になる前，自分がどのように2本足で歩いているのか意識したことはほとんどなかったという。人は生まれたての頃は歩けないが，多くは1歳になる前後に2本足で歩く歩き方を覚える。もちろん，この時に自分はどのようにしたら歩けるようになったのかを覚えている人はいない。したがって片麻痺になった人は，歩く時，どのように身体を動かしていくのかということを，初めから学習していかなくてはならなかった。

　手塚さんは，会社員をしていた62歳の時に脳梗塞を発症し，左麻痺になった。手塚さんはリハビリ病院に入院した時，歩く訓練に先立って，車椅子による移動の仕方を習った。麻痺側の足を車椅子の足置き場（＝フットレスト）に乗せ，麻痺でないほうの手足で動かしたり，方向転換を行ったりすることが教えられた。車椅子の操作ができれば，歩けなくても，たとえば病室から訓練室や食堂までの移動を楽に行えるようになるからである。

　車椅子の操作の仕方を習った後，次は歩く訓練をした。歩くことは，リハビリ訓練での中心的な課題のひとつである。歩く訓練の開始に当たっては，主治医の判断が必要であった。手塚さんは，主治医から装具と杖を利用して歩けるようになることが目標であると告げられた。

　装具や杖は麻痺した膝や足首を矯正し，安定感を得るために使用されるものである。脚全体を太腿から支える長下肢装具や，膝から下でおもにかかとを支える短下肢装具などいくつかの種類がある。杖も，持ち手がT字型の軽くて扱いやすいものや，足が4つある安定性の良い多点杖や，両手で抱えるように寄りかかれるウォーカーケインなど，それぞれの人の歩く状態に合わ

せて何種類かある。

　手塚さんは，訓練すれば道具を使わずに歩けるようになるだろうと思っていたのだが，装具や杖が必要と聞いて落胆した。それでも，病院のスケジュールに沿って訓練を行った。

　理学療法士からは，装具のはめ方，杖の持ち方，歩く時の身体の動かし方を教わった。麻痺していないほうの手で杖を持つということから訓練は始まった。1歩進む時には，まず杖を，次に麻痺側の足を前に出し，それから麻痺していない側の足を前に出すといった事細かな身体の動かし方が指導された。麻痺は足だけでなく，腰や腕など身体の半分全部である。足を前に出すといっても，体重移動させて振り出すようにしなくてはならない。この麻痺側の足を振り出すように歩くことを，手塚さんは「ぶん回しで歩く」と言っていた。

　「ぶん回しで歩く」ことは，半身が麻痺しているので極端にバランスがとりにくい。そのうえに，勢いをつけて重心を移動させる動作をするので，さらに不安定さが増す。本人にとってこの歩き方は，転倒しそうで，とても怖い身体の動かし方である。麻痺した半身をもう片方が支えて移動させるというあまりの歩きづらさに，森山さんは麻痺した足を「生きる屍」「大きな粗大ゴミを腰からぶら下げているよう」と表現していたほどである。小谷野さんも，麻痺した足を「いっそ切り取ってしまいたい」と考えたことがあったという。

　手塚さんは，平らなところの歩き方以外にも，階段の上がり方や下り方，エスカレーターの乗り方や降り方なども理学療法士から教えられた。エスカレーターに乗る時は，上りは麻痺側の足から先に乗せて，下りは麻痺側ではない足から先に乗せることが原則だということを，こうして手塚さんは知るようになったのである。

　手塚さんの入院した病院にはエスカレーターがあったので，教えられたように病院内で訓練をした。エスカレーターがない病院に入院した人の中には，スーパーマーケットなど近所のエスカレーターのある場所に出向いて訓練した人もいた。

176

◆新しい歩き方に「慣れる」

　リハビリ病院を退院して2, 3年のうちは，手塚さんは外出が怖かった。人とぶつかるとよろけて転びそうになるし，段差があったら越すことはできないだろうと思っていたからだ。しかし，辛いと感じられる訓練を繰り返し行っているうちに，手塚さんはこの歩き方でも外を歩けるようになった。聴き取りをした時，手塚さんは，弾みをつけるように麻痺側の左足を外側に大きく回す「ぶん回し」で，人ごみの中でもすいすいと歩いていた。駅の階段を上る時も，この「ぶん回し」で1段ずつ上っていた。

　手塚さんは，初めの頃はまず杖を出して，麻痺した足を振り出して，麻痺でない足を踏み出すという，ひとつひとつの身体の動かし方を意識しながら行っていた。しかし，そうした歩き方を繰り返しているうち，特に意識することなく，杖の突き方や足の運び方ができるようになってきたという。手塚さんは，エスカレーターに乗る時も，初めはエスカレーターの前で立ち止まり，頭で考えてから行っていたが，数年後には考えないでもできるようになったという。このことを「慣れてきた」からだと，手塚さんはいささか得意そうに言っていた。

　こうしたことは教えられたからできるようになったというようなものではない。自分で試行錯誤をしながら，身につけたものである。手塚さんは新しい身体の動かし方を身体が覚えていくようになったことを感じていた。手塚さんは，脳卒中になって今までとは異なりよそよそしくなってしまった身体を，再び慣れ親しんだ身体へと取り戻したのだ。

◆外出時の注意点

　脳卒中になった人々は，発症以後の日常生活におけるさまざまなことを新しい身体で行わなくてはならなくなる。できないことが山ほど出てくるが，彼らは自ら工夫しながら新しい身体の振る舞い方をつかみ取っていた。

　たとえば森山さんは，道を歩く時，決して転倒しないように，それまでに

はしなかったような細心の注意を払うようになった。自転車は最も危険なので，ぶつけられないように歩道の端を歩くようにした。また，子どもや歩きながら会話に夢中になっている人もぶつかってくる危険性があるので，見かけると遠回りをするようにした。人とすれ違ったり，追い越されたりする際には，立ち止まって待つようにもした。

　片麻痺の人にとって，歩道に埋め込まれてある視覚障がい者のための点字ブロックは，引っかかりやすくて危険である。森山さんは，疲れてくると道路に書いてある白い標識の盛り上がりにさえ，足をとられることがあるという。脳卒中になるまでは，こうした段差があっても何の苦もなく歩くことができた。そもそも，これほどのわずかな段差には，気がつくということもなかった。しかし，半身が麻痺してから森山さんは，ほんのわずかな段差でもバランスを崩してしまっていた。そのため，点字ブロックのある道路は避け，道に白く標識が書いてある箇所は踏まないようにしていた。

　また，道路を横断する時は，必ず横断歩道を渡るのはもちろん，車に気をつけ，必ず運転手の目が自分を確認していることを確かめてから渡るようにしていた。横断歩道を渡る時には，信号が青のうちに渡り切らなくてはならない。片麻痺になり，歩くのが遅くなると，たとえ信号が青に変わったばかりの時に横断歩道を渡り始めたとしても，渡り切る前に信号が赤に変わってしまうということもある。そのため森山さんは，たとえ信号が青であってもいったんは渡らないで，赤になり，次に青に変わるまで待ってから渡るようにしていた。

◆その人なりの外出の工夫

　これらのさまざまな工夫は，特に誰から教えられたわけでなく，森山さんが自分で編み出したものであった。森山さんに限らず聴き取りをした人々は，今までとは異なるやり方を見出すことで，外出の際の障壁に対処していた。

　失語症になった木谷さんは，電車に乗る時，自分の乗った駅と降りようと思っている駅の書かれた紙をいつも携帯し，困ったら駅員などに見せて教え

てもらうようにしていた。やはり失語症になった須坂さんは，外出する時，大きめのボタンをひとつ押すだけで，自宅や妻の携帯電話にかけられる携帯電話を持つようにしていた。それは，妻が特別に探し出してきた携帯電話であった。

彼らが外出するのに障壁を感じ，それを避けるように工夫するようになったのは，自らの身体や言葉の状況をよく理解し，受け容れていたからである。脳卒中になって後遺症を持つという現状に合わせてさまざまな工夫をすることにより，彼らの外出の機会は広がっていった。そのことがまた，彼らができることの可能性をより広げていた。

◆車の利便性と危険性

二谷さんは，「障がい者にこそ，車は必要だ」と言っていた。確かに，障がいを持つようになって制限された身体になった人々にとって車は行動の範囲を広げるために非常に役立つ道具になっていた。外出の際に公共の交通機関を使おうと思ったら，たちまちさまざまな困難に突き当たるからである。

玄関を出てからバス停や駅まで行くことからして，まずは最初の難関である。歩道には自転車が止めてあったり，点字ブロックが埋め込まれていたりする。急いでいる歩行者がぶつかってきたりもするので，転ばないように細心の注意が必要である。ようやくバス停や駅に辿り着いたとしても，バスや電車に乗るのも一苦労である。

赤木さんは，バスに乗る時，乗り口の段差が低く抑えられているものを時刻表で調べてから選んで乗っていた。また電車は，駅のホームまでエレベータで行けるかどうか，はっきり分かっている場合にしか使わないようにしていた。その点，車だったら家の玄関から車庫まで移動し，乗り込むことができさえすれば，行きたいところに行くことができる。

しかし，半身が麻痺した身体で車を運転するとなると，今までとはやり方が変わる。頻繁にギアを変えなくてはならないマニュアル車は，両手が必要になるので，まず乗れなくなる。聴き取りをした人の中には，運転を継続し

ようと思って，マニュアル車からオートマティック車に買い換えた人もいた。運転しやすいように，車両改造をした人もいた。右麻痺の赤木さんや日野さんは，左足でブレーキやアクセルが踏みやすいように改造した車に買い換えていた。

　ただし，運転のやり方が変わると，危険が伴うこともある。日野さんは車の運転が好きで，脳卒中になる以前は，友人たちを乗せて200キロ以上離れた観光地に日帰りでドライブをすることもあったという。日野さんは右麻痺になり，今まで右足で踏んでいたアクセルとブレーキを左足で踏むように変えた。それだけで，ほとんど支障なく車を運転することができ，出かける時はいつも車を利用していた。地域の障がい者スポーツセンターにも車に乗って頻繁に行き，水泳や球技を楽しんでいた。

　しかし，ある日，センターの駐車場に車を止める時，ブレーキとアクセルを踏み間違えてコンクリートの太い柱に激突してしまった。右足であったら間違えようもないことであったが，左足であったのでこのようなことになってしまったのだという。この時は麻痺側の右足を骨折して，3カ月の入院を余儀なくされた。その後，日野さんはしばらく運転を控えた。やがて以前よりも格別に細心の注意を払うようにして運転を再開した。

◆車が広げる可能性

　車を運転できることは，彼らにとって可能性を広げる重要な手段であった。事故に遭っても日野さんが運転をやめなかったように，車は彼らの生活の幅を広げるための必需品であった。左麻痺の小谷野さんは，もともとオートマティック車に乗っていたので，車を買い換える必要はなかった。ただ左手が使えなくなったので，右手だけで運転するようになった。

　筆者を車に乗せてくれた時，小谷野さんは，左側についているハンドブレーキやシフトをうまく右手だけで操作していた。駐車場に車を止める時も，片手でくるくるとハンドルを回しながら，バックで見事に停車していた。

　小谷野さんは，車に乗ってレストランにも，パチンコ屋にも行っていた。

同じ患者会の仲間を乗せて，花見や餅つき会などの行事が開催される場所に行ったりもしていた。「こんな体でも，どこへでも行きますよ」と，小谷野さんは言っていた。

　このように，車の運転は彼らの行動の可能性を広げ，楽しみをもたらすものであり，移動が楽になる以上の意味を持っていた。

身体の可能性を見出す

◆利き手の交換

　森山さんは脳卒中の発症で右麻痺になり，主治医から利き手を交換するように言われた。以前は右利きだったので，発症後，字も書けないし，新聞紙1枚つまむことさえできなくなったことに悲嘆にくれていた。そんな時に，主治医から，「この右手は，おそらく使えるようにはならないでしょう」と言われたのだ。「修復不可能」という言い方もされ，森山さんはひどくショックを受けたという。しかし，同時にこの主治医は，「森山さんにとっては悲しいことだけど，左手を使えるようにしましょう」と言って代替案を出してきた。

　「左手を使えるようにしましょう」という主治医の言葉を聞き，森山さんはすぐに妻にノートを買ってきてもらい，左手で書く練習を始めた。森山さんは，「あの医者がオレをうまくのせたんですよ」と言っていた。

　もっとも森山さんは，左手の訓練を始めたものの，右手で書けるようになることにしばらくの間こだわっていたという。右手の回復を諦めることができなかったのである。リハビリ病院を退院してからも，左手で書く練習をしつつ，いつか右手でも書けるようになりたいと思い続けていた。

◆書道教室への入門

　森山さんは，脳卒中になる前から書道が好きであった。発症後のある時，保健所の機能訓練教室の仲間が集まってつくった患者会で新年会が催され，

書き初めをするというイベントがあった。その頃，森山さんは発症してから4年ほど経っており，麻痺した右手でもなんとか筆を握れる状態になっていた。そこで森山さんは，左手で右手首を支えながら，右手で書き初めをしてみた。しかし，そうして書いた字は，形は整っていたが力に乏しく，森山さんにとって満足のいくものではなかった。

そのような時，ある右麻痺の人が左手で筆を持っている姿を見かけた。書道は絶対に右手でなければ書けるはずがないと思っていた森山さんであったが，左手でもできるのかと思い直した。そこで森山さんは，自分も左手で書いてみた。すると，自分が60年間生きてきた中で，初めて出会うような，とても味わいのある不思議な字が書けた。「力強い線が書けた」と言って，その字を書道の先生にもほめられた。そのことは森山さんを驚かせた。

森山さんはその時，これは昔の自分の字ではない，まったく別人である自分の字だと思い，深い感動を覚えた。森山さんはその時のことを思い出してこう言う。

　「かつての自分から，障がいによって奪い取られた能力がある
　　かわりに，新しく身につけた能力が加わって，新しい自分をつ
　　くっていくんです」（森山さん）

それまで右手の機能回復を最終目標にしていた森山さんに，このことは左手で字を書くという可能性を示した。また，そこに未知の世界が広がっていることも教えてくれた。このことがきっかけになって森山さんは，その書道の先生から書道教室への入門を勧められ，本格的に左手で書く練習を始めた。

その後，森山さんは書道の先生から，左手で書くのに適した隷書という書の型を教わった。そして，「入門500時間訓練」といって，500時間に達するまで毎日隷書の練習をすることを自分に課した。このようにして，やがて森山さんは左手で書くやり方を体得していった。

そこに至るまでには，筆先が左手の陰に隠れて見えなくなったり，力の入

れ加減の調節がなかなかできなかったりと，次々に問題が出てきた。だがその都度，書道の先生や同じ教室に通う人々に教えてもらったりしながら解決していくという試行錯誤を積み重ねた。やがて森山さんの書道の腕前は，大きな書道展で入賞するほどまでになった。

◆左手で書くことに誇りを持つ

　発症から数年経って，森山さんの右手は，左手で支えながら字が書けるようになるまでに回復してきた。それでも森山さんは，左手で書道をしている。それは，「左手を鍛えながら，胸を張って今後の人生を生きていけるという自信」を得たからだという。森山さんは左手で書く字に，そして左手で書けることに誇りを持ち，これこそが自分であると自信を持てるようになった。妻も，右手で書いていた以前の夫の字よりも，「今の字のほうがはるかに好き」と言って，森山さんが左手で書く隷書をほめていた。

　森山さんが利き手を交換した当初は，脳卒中になり，それまでとは異なる新しい身体になってしまったので，今までとは異なるやり方で物事をできるようにしようと考えていた。しかし，左手での書道には，単にできなくなったことが再びできるようになること以上に，身体の新しい可能性を見出すという大きな意味があった。それは森山さんにとって，〈生きる〉ための大きな支えとなっていた。

◆左手だけでピアノを弾く

　ピアノ講師をしていた日野さんは，ピアノを弾くことが「自分が自分であるための条件」だと考えていた。しかし，脳卒中で右麻痺になり右手が動かなくなってから，長い間ピアノに触ることさえできなかった。

　ところが，元の生徒に「口だけで教えて」と請われて，左手だけでピアノを弾けるようにと練習を始めた。それまでは，左手だけでなんてとても曲を弾けないからと，ピアノに触ることはおろか，ピアノの置いてある部屋に入ることさえできない日野さんであった。しかし，左手だけでもなんとかして

弾かねばと思い，練習を始めたのだった。

　日野さんは，初めは右手の主旋律を左手で弾いたりしていた。やがて，普通だったら両手で弾くたくさんの音符にアレンジを加えて，片手だけで主旋律と伴奏の両方を弾くという方法を編み出した。その演奏は，まるで超絶技巧の極みであった。これが，日野さんにとって左手の新しい可能性の発見となった。

◆片麻痺の特権

　また日野さんは，左手だけで曲を弾いていて，どうしても高音部の「ラ」のフラットが必要な部分に差しかかったことがあった。しかし，この高音部の鍵盤は，低音部を弾いていた左手にはとても届かない位置にあった。そのため何度練習してみても，その音を出すことはできなかった。

　日野さんは，その曲はその音を欠いたままで仕上げとみなさなくてはならないのかと思い始めた。そうしたある時，その曲を弾いてみると日野さんの右手は，我知らず動いてその鍵盤を叩いた。その時に出た音は，日野さんがかつて聞いたことがないような妙なる響きを持った音であった。

> 「ハノンのエチュードを弾いた時，ピーンという音が出たんです。10カ月練習していたんですけど，その時，ピーンと頭が反応したんです。4と5の指が動かないんで治したいと思っていたんだけれど，ピクーと動いたのよ。リハビリ効果は気持ちだと思ったわ。生きるエネルギーが湧いてきていると思ったわ。いろんなことができることに感謝したいと思うのよ。これ，片麻痺の特権なのかもしれないわね」（日野さん）

　日野さんは，右の指が意識することなく動き，曲を完成させる音を弾き出した時，「生きるエネルギーが湧いてきている」と思い，感動のあまりに泣けてきたという。左手の可能性だけでなく麻痺した右手のほうも新たなる可能

性を見せてくれたことに驚いたのであった。それは日野さんにとって，生きる「希望」になるほどの大きな出来事だった。

新しい身体に「慣れる」

◆身体を取り戻す試行錯誤

　脳卒中になった人々の中には，新しい身体の可能性を発見し，そのことを「障がいに慣れてきたから」と表現した人が何人かいた。それは，ある動作を，どの部分の筋肉を使って，何に気をつけてやればよいか考えながら行うという段階から，当たり前のこととして行える段階になることであった。麻痺した身体で立ち上がる，歩く，座るという動作を何度も繰り返しやっているうちに，頭で命令しなくても身体が自然に動くようになるというのだ。

　それを彼らは「慣れる」という言葉で表していた。人々が「慣れる」と言う時，彼らの脳卒中になって変わってしまった新しい身体は，もはやよそよそしいものではなく，親しみ深いものになっていた。

　もちろんそれは，一朝一夕に生じてくることではない。そこには，長い時間，時には数年にもわたる身体の動かし方の試行錯誤があった。彼らにとって，麻痺した手や足は，初めのうち重くて邪魔だけであった。何の役にも立たない「粗大ゴミ」のようなもので，捨ててしまいたいと思う時もあった。その一方で，長年親しんできたものであり，付いているだけでありがたいと思う時もあった。

　こうした気持ちの往復運動の中で，脳卒中によって，自分にとってよそよそしいものになり果て，失われてしまったかのように思われた身体を再びその人にとって親しみのあるいとしい身体として取り戻していた。

　さらに，彼らの中には，自分自身ではどうすることもできないと思うようになった身体に，新しい可能性を見出す人々もいた。森山さんが左手で書道をする時，日野さんが片手だけでピアノを弾く時，新しい身体は，思いがけ

ない可能性を見せてくれた。彼らはこのことに感動し，身体を再びいとしい
ものと感じるようになった。障がいがあるからこそ新しい可能性が開けるこ
とを実感していた。

◆それぞれが見出す身体の可能性

　立ち上がったり，歩いたり，座ったり，車を運転したりといった日常の動
きの中に身体の新しい可能性を見出す人もいた。手塚さんは，麻痺側の半身
を振り回すように前に出してから，麻痺側ではない足を添える「ぶん回し」
の歩き方をする時，初めはひとつひとつの動きを身体に命令していた。とこ
ろがある時，そんなふうに意識しないで歩けるようになっていたことに気づ
き，「自分はすごい」と思った。

　小谷野さんは，右手だけで見事な車の操作をしていた。それは「かっこマ
ン」であった小谷野さんらしい，格好の良いものであった。

　彼らはそれぞれのやり方によって，喪失したかのようによそよそしくなっ
た身体を新しい可能性を持つ，まさに自分のものとして捉え返していた。こ
れは，自己の存在の肯定につながる。ここにおいて〈生〉を形づくる身体の
位相は危機ではなくなり，彼らの〈生〉は再び統合性を取り戻すことができ
たといえるだろう。

第4節
家庭生活の受け容れ
——第4の位相

 # 家族が生き方を変える

◆家族が果たすさまざまな役割

聴き取りをした多くの人々は，夫が外で働き，妻は家の中で家事をするという家族の形態をとってきた。しかし，家族の1人が脳卒中になると，多くの家族はそうした家族の形を変えざるをえなくなっていた。夫の発症を機に，それまで専業主婦だった妻が外で働くようになることは珍しくなかった。奈倉さんの妻は，夫が脳卒中を発症してから，パートの仕事を始めた。

また，夫が脳卒中になることで，妻が一家の代表者を務めねばならなくなるということもあった。たとえば久藤さんの妻は，発症を機にそれまで夫が取り仕切っていた通帳の管理や納税などの家庭経済一切を自分がするようになった。

夫が脳卒中になった場合，妻は妻としての役割から，一家の代表者の役割，治療者役割，介護者役割といったさまざまな役割をとるようになってくる。

◆家族自身の見出す新しい可能性

赤木さんの妻は，夫が発症した後，「人生まったく変えなきゃいけないんだから，変えるんだと思ったわよ。180度」と思った。そして夫の看病から訓練の付き合い，夫の仕事先への対応，自身の仕事の調整などさまざまな役割を無我夢中でこなした。

それまで赤木さんの妻は，実家が化粧品店だったので，時々手伝いには行っていた。でも，基本的には赤木さんが主たる家計の支持者であり，妻は家事をするという家族であった。夫が脳卒中になってから，赤木さんの妻は，それまで何事につけても受け身であったのに対し，積極的に行動するようになったという。

赤木さんは，右麻痺用に改造した車を運転できるようになった。ただし長時間は無理で，また公共の交通機関での移動は困難なことが多かった。そこで，赤木さんの妻は，一念発起して車の免許を取ることにした。この時，妻は48歳であった。路上教習の時間を規定よりかなりオーバーしながらも，赤木さんの妻は免許を取った。

　また，それまでの仕事を辞めた赤木さんが，働けるような場所を妻は探した。ところがその時，住んでいる地域にはひとつもなかった。そこで赤木さんの妻は，障がい者の働ける施設をつくるよう役所に陳情に行ったりした。さらに，近所の歩道の真ん中に道路標識が立てられた時は，障がい者だけでなく，自転車の人やベビーカーを押す人にとっても邪魔になると思い，撤去するように役所に掛け合ったりもした。

　赤木さんの妻は，夫が脳卒中になることをきっかけに自分自身が変わり，できることの可能性が広がったと感じていた。このように言う妻の傍らで，その通りというように，赤木さんはうなずきながら聞いていた。

◆新しい人生設計をする家族

　江藤さんの妻は，夫が脳卒中になったと知った時，生まれて初めて経験するような大きなショックを受けたという。

> 「自分でも，先々のこと考えたら，ホントどうしようってのが一番でしたよね。そういえば電柱にぶつかったなぁ，いろいろ考え事してて。はっとしたら電信柱が目の前で，ぶつかったのよ。手術の日は33度9分の暑い日だったんですけど，自分でも暑いと思わなかった。自分でも感覚マヒしていたんでしょうね。今までの普通のリズムできた生活が，そこから反転してしまって，という感じで」（江藤さんの妻）

　大きな衝撃を受けながらも江藤さんの妻は，これからどのように生きてい

こうかと，あらゆる可能性を考えた。江藤さんの場合，雇用主による借り上げの住宅に住んでいたので，働けなくなったら，まず住むところを失うことになってしまう。そこで江藤さんの妻は，もしそのようなことになった場合には，地方にある自らの実家の親を頼って，一家で引越ししようとまで決意していた。

　結局，江藤さんは復職を果たし，今まで通りの住居は確保できた。ただ江藤さんの妻は，いつ仕事ができないようになるか分からないので，その時生活をどのように支えていくかということが常に頭の中にあり，パートの仕事を始めた。それと同時に，夫がどのくらい治るのかと案じた。そして，治すためには自分も努力を惜しまないという覚悟を決め，実際に一緒に訓練を行った。

　こうした過程で江藤さんの妻は，一家の代表者としての役割を担ったり，重要な決定を自分でしたりしながら，「強く」なったという。その妻の姿を見て，江藤さんは「変わった」と感じていた。江藤さんは発病する前は，男尊女卑の考え方をしており，江藤さんの妻も「男女平等じゃなかった」と思っていた。しかし，江藤さんは「女の人は強くなるね」と言い，その言葉の裏には妻への敬意が感じられた。

◆生き方を変える家族

　尾山さんは，ちょうど家を新築しようとしていた時，脳卒中で倒れた。そこで尾山さんの妻は，新築する家の責任者としての役割を担うことになった。妻は障がいの残る夫の状態に合わせて，バリアフリー住宅に設計図を全面的に書き直させた。そして見積書に目を通し，建築現場に足を運んで点検し，その他もろもろのことをして家を建てた。

　　「家も（夫が病気で）倒れてからつくったのね。車庫も家と続
　　けてつくったり，車椅子で動けるようにして。トイレも間口を
　　広くして。車椅子だと思ったから。玄関も段差なく，スロープ

で，バリアフリーにして。手すりも張りめぐらせて。見栄えよ
り何より，動きやすい家にしようねって」(尾山さんの妻)

　夫が脳卒中になって，今までしてこなかった「男のやること」をしてきた
と尾山さんの妻は言っていた。これも，尾山さんの妻が一家の代表者の役割
を担うようになったことを表している。こうしたことをする過程で，尾山さ
んの妻は，変わったのである。
　久藤さんの妻も，それまでやってこなかったようなさまざまなことを夫の
代わりにやってきた。久藤さんが脳卒中で倒れた時は，ちょうど郊外に所有
していた土地にアパートを建てて，定年後の生活の基盤を整えようとしてい
た最中であった。また，久藤さんは元旦に倒れたので，2月には確定申告が
控えていた。
　この時，妻は久藤さんの看病に加えて，それまでしたことのない不動産関
係の諸手続きや確定申告をせざるをえなかった。久藤さんの妻は，どうやっ
てよいのか分からない中，病院に毎日看病に通いつつ，そうした仕事を行っ
た。それは彼女にとって過剰ともいえる大きな負担であったが，自分がなん
とかしなくてはならないと思って頑張ったのだった。
　宇津木さんの妻の場合も同様である。脳卒中になって宇津木さんは仕事を
辞めざるをえなかった。夫の収入が途絶えてしまった後，自分たち夫婦と3
人の娘たちが暮らしていけるだけの費用を，年金や補助金だけではまかなえ
ないと妻は考えた。そしてそれを補うために，自宅の一部を改装して人に貸
すことを決断した。彼女は自宅の庭を埋め，母屋と続きの1LDKの部屋をつ
くった。そして，それを賃貸に出し，毎月一定の収入を得られるようにした。
　このように，今まで夫が中心的に行ってきた家族の大きな決断を妻がせざ
るをえなくなったという家族は何組もいた。脳卒中になっても変わらずに家
族であるために，家族はその生き方を変えたのだった。

◆新しい家族へ──互いに敬意を持ち合う関係へ

　そして，脳卒中になった人々もまた，このような家族を見て変わってきた。「脳卒中になった自分など，働けないし，役にも立たないのだから，家族は見捨ててしまうのではないか」と，当初は家庭生活の危機を感じた彼らであった。しかしそのうち，そんな自分を懸命に看病し，自分ができなくなってしまった仕事を必死の思いでやってくれている家族に対して，かつてなかったほどの敬意を持つようになっていた。そして今まで自分が取り仕切ってきた，自分以外の者には任せられないと思っていた事柄を家族に信頼して託せるようになった。

　このように，それまで生活を共にしてきた家族であったとしても，成員の1人が脳卒中になることで互いが変わってきていた。そして，互いに相手をかけがえのない存在として，改めて大切に思うようになり，敬意を持つようになった。ここに，もともと見知っていた家族との新しい「出会い」が見出せる。この「出会い」は互いに尊重し合いながら，協力して生活を成り立たせるという，それまでとは異なる彼らの新しい家族のあり方を可能にしていた。

Ⓑ 家族をかえりみる

◆家族をかえりみない「会社人間」

　聴き取りをした人々の中には，家族への関わり方が病気になってから変わってきたという人が何人もいた。ほとんどの人は，かつて「仕事人間」として，外で働くことに最大の価値を置いてきた。しかし，彼らは病気になって働くことを継続できなくなった。そこで試行錯誤しながら新しい生活を模索する中で，家族や家庭をかけがえのない大事なものと思うようになったのだ。

たとえば森山さんは，脳卒中になるまでは仕事をしたり，飲みに行ったりしていて，毎晩12時近くなるまで帰ってこない生活をしていた。妻は，こうした森山さんを「横暴だ」と思い，「早く帰ってきてほしい」と思っていた。ただ，よその家もそのようだからと思って，ずっと我慢してきた。

　そんな森山さんであったが，脳卒中になってそれまでの仕事を辞めることになった後，今までかえりみなかった家庭での生活を大事にするようになった。森山さんは，ずっと「会社人間」として働いてきた。脳卒中は，そんな森山さんに，「自分の姿を，第三者の目で見る機会を与えてくれた」という。

> 「係長になり，課長になり，部長になるに及んで，家庭の団欒がかけがえのない貴重品であることが忘れ去られていました」
> （森山さんの手記）

◆家族を大切に思うようになる

　森山さんは，家庭生活の大切さを教えてくれたと脳卒中の発症を捉え直していた。そして，家族と過ごす時間を大事にして，同じ趣味や楽しみを持てるように努めた。

　森山さんは，脳卒中になってから仏教の講義を受け始めた。そして，難しそうだからと嫌がっていた妻を根気強く誘って，2人で連れ立って出かけるようになった。森山さんの妻は，初めは誘われてしぶしぶ森山さんの趣味に付き合っていた。だが，やがて「初めて夫と同じ道を歩むことができるようになった」と幸せに感じ，これを「何ものにも変え難い貴重なもの」と言っていた。

　江藤さんも，自分のことを「仕事人間」と言っていた。江藤さんの妻の話によると，病気になる前は「女は男の後についてくる」という考え方の持ち主で，家事は一切やらない人であったという。ところが，脳卒中になって入院や療養生活を経て，「人間というのは，1人で立ち上がっていくことはでき

ない」と考えるようになった。そして，家族の支えや妻の存在のありがたさを強く感じるようになったという。

　発症から数年経った頃から江藤さんは，かつてまったくやったことのなかった家の中の仕事を自分から行うようになった。それは，たとえばトイレット・ペーパーがなくなっていたら新しいのに取り替えることであったり，シャンプーやボディ・ソープの液がなくなるとボトルに補充するようなことなどであった。これらは一見些細なことであるが，家の中の仕事というのは，このような雑多な細々とした仕事から成り立っている。この雑多な仕事の積み重ねが生活を成り立たせる重要な要素であることに，江藤さんは気づいたのである。

　食料品を買ってきて冷蔵庫に詰めたり，料理をしたり，食器を洗ったり，洗ったものを棚にしまったりする。洗濯したり，干したり，乾いたらたたんだり，アイロンをかけたりする。電話やガスの請求書に目を通し，銀行へ行って振り込んだりする。出しっぱなしの本を片づけたり，掃除機をかけたりする。布団を干したり，枕カバーを取り替えたり，トイレや風呂の掃除をしたり，窓ガラスを磨いたりする。また，季節の変わり目に衣替えをしたり，植木に水をやったり，虫が出たらそれを駆除したりする。こうした膨大な種類と量の仕事が，家事や雑事といわれているものである。そしてこれらが滞りなく行われることで，家庭での生活が円滑に営まれるのである。

　江藤さんは，家族の者が家事という仕事をしてくれているからこそ，これまでの自分の生活が成り立ち，生きてこられたのだと改めて考えるようになった。そこで家の中の仕事をするようになったのである。それは，たとえトイレの紙を替えたり，洗剤液を補充したりするようなささやかなことであっても，それは生活の成り立ちに関する認識を大きく改めた江藤さんにとって，家族に対する感謝の現れであった。ここには，家族の生活に対する見方の大きな変化があった。

◆趣味活動や家事を共にする

　また，江藤さんの趣味は麻雀であり，妻のそれは絵画鑑賞やクラシックの
コンサートやガーデニングなどであった。したがって，2人の趣味はまった
く合わず，脳卒中になる以前の江藤さんはよく1人で雀荘へ行き，仲間と一
緒に楽しんでいた。

　しかし，脳卒中になってからの江藤さんは，絵画鑑賞やコンサートなど，
妻の趣味に付き合うようになった。テレビで絵画の時間や音楽の時間がある
と一緒に見るようになり，時には美術館やコンサート・ホールにも共に出か
けるようになった。また，妻が重い鉢植えを移動させようと苦労している時
なども，さっと近づいては持つのを手伝ったりするようになった。

　尾山さんも，以前は家のことなどまったくしない人であった。そして，お
酒が好きで，しょっちゅう職場の後輩を飲みに連れて行き，妻に車で迎えに
来させていた。

　それが，脳卒中になった後は妻の仕事を手伝いたいという気持ちを持つよ
うになった。そして以前はしなかったような家の中の仕事をするようになり，
たとえば洗濯物を片手でたたんでくれるようになったりした。それまでだっ
たら，洗濯物をたたむことなど，まったく考えられなかった尾山さんであっ
た。

　このように変わったことについて，妻が「どうしてかしら。奥さん可哀想
だから？」と聞くと，尾山さんは「忙しそうだから」と照れながら答えてい
た。それまでの尾山さんは，毎日，朝早くから夜遅くまで外出していて，家
の中の細かな，しかし膨大な家事や雑事に追われる妻の様子はうかがい知る
ことができなかった。

　それが，脳卒中になって仕事を辞め，家にいる時間が長くなり，家事や雑
事に追われる妻の姿が目に入るようになった。尾山さんは，不自由な身体に
なったからこそ，そうした家事や雑事を行ってくれる妻の姿に気づき，感謝
の気持ちを持つようになったのである。

194

「この手が動いたらなあ，2人で何かできるのに。この人，そう
思うみたいですよ。私が1人で，四苦八苦していると，この人
じれちゃうんですよ。この手が動いたらなあと。オレも手伝い
たいのにって」（尾山さんの妻）

そうした尾山さんに対して，妻のほうも「感謝しています」という言葉を
かけていた。リハビリ病院から退院後，尾山さんは家の中でも車椅子の生活
を経て，全島避難で東京に来てリハビリを再開し，やがて歩いて外出できる
ようになった。

そんな尾山さんは，出かける時はいつも妻と一緒であった。2人にとって，
旅行や患者会などいろいろなところに行ったことは，避難生活における大き
な楽しみであった。

◆「亭主元気で留守がよい」から一緒に行動する夫婦へ

須坂さんも，脳卒中になるまで「会社人間」であった。須坂さんは休みに
なれば，会社の仲間や同級生などとゴルフに行っていた。妻も「亭主元気で
留守がよい」と，友人と連れ立って出かけたり，旅行に行ったりしていた。
須坂さんが病気になるまで，須坂さん夫妻は，一緒に外出するようなことは
ほとんどなかった。そして，夫婦それぞれ別の生活をするのが当たり前のこ
とだと思っていた。

ところが，夫が脳卒中になってから，頻繁に2人で行動するようになった。
しかも，以前にも増して，積極的に外に出るようになった。リハビリ病院を
退院したその月にも，家から電車で1時間くらいの海の見えるところに小旅
行をした。その頃の須坂さんは，歩くのもしっかりしておらず，妻は「半径
1メートル以内にいてずっと見ていないと心配」という状態だった。

しかし，須坂さんの妻は積極的に外に出ることを心がけた。須坂さんも危
ないからといって，家の中に閉じこもるという選択をせずに，外に出ること
にしていた。2人とも無理をしてでも外に出ないと，ずっと家の中に閉じこ

もりきりになってしまうことを恐れていたからだ。この当時を振り返って須坂さんの妻は、「あの状態で、よく行こうと思ったし、自分でもよく連れて行ったものだ」と言っていた。

　須坂さんの妻は、芝居を観るのが趣味であった。以前の須坂さんは、一緒に芝居を観に行くことはなかったが、今では妻と一緒に芝居を観に行き、楽しむようになった。劇場へは、自宅からバスと電車を乗り継いで1時間半はかかる。須坂さんは、行きはバスと電車で行くが、帰りは疲れてしまうのでタクシーを使って自宅まで帰っていた。電車とバスで1時間半かかる所からタクシーを使うとなると、その金額は相当なものになる。

　しかし、こんな普通には贅沢とも考えられることでも、自分たちにとっては必要なのだと、須坂さん夫妻は考え方を切り替えていた。須坂さん夫妻は、決して裕福というわけではないが、自分たちにとって必要と考えることには、惜しまずお金を使ってもよいと思っていた。

　　「今まで会社人間だったけど、吹っ切れたみたい。そういうものかと思った時、変わりましたね。最初は、どういう暮らしになるのかと思いましたね。病気と上手に付き合うよう、発想の転換ですね。今まで勝手にお互い好きなことをしてきた。自分の友だちなんかと出かけたりしていた。

　　　今は、私も一緒に付き合えばいいやと。主人のほうも私の友だちにも一緒に付き合うってね。今までと違うやり方にすればいいと考えています。この人のためというより、私のために。何かツーカーで通じることもあるけれど、少しは感謝してもらわなくちゃ」（須坂さんの妻）

　須坂さんの妻は、須坂さんが脳卒中になった状況を「そういうものかと思った時」、すなわち現状を受け容れた時に、「"会社人間"から家族との生活を人事に思うように変わった」と言っていた。それまで通りの仕事はできなくなっ

たことを自ら受け容れた時, 須坂さんにとって最大の価値を置くべきものが, 仕事から家族へと変わったのだった。ほとんど毎日病院に見舞いに行ったり, 退院してからはリハビリ訓練を一緒にやったりした須坂さんの妻の態度が, 須坂さんがこのように変わるのを促していた。

　須坂さんの妻は, 「少しは感謝してもらわなくちゃ」と言っていた。ただ, 須坂さんが妻に感謝していることは, 妻と趣味を共有し, 妻とのリハビリ訓練を嫌がらずに続けていることからも明らかであり, 妻も内心ではそのことを分かっていた。辛いリハビリを続ける夫を「この人, えらいんですよ」とほめていた。

◆家族との新しい「出会い」

　森山さん, 江藤さん, 尾山さん, 須坂さん夫妻はいずれも, 夫が病気になるまでは, 夫は夫, 妻は妻という別々の生活が当たり前であった。そして夫婦で連れ立ってどこかへ行くとか, 何かをするということはほとんどなかった。

　ところが, 江藤さんや須坂さん夫妻の場合は, 障がいを持つようになった夫が妻の趣味に付き合うようになり, 森山さん夫妻の場合は, 夫の趣味に妻が付き合うようになった。多少の違いはあるものの,病気になったことをきっかけに夫婦揃って趣味活動を行うようになった。これは, 夫婦双方にとって喜ばしいことであった。

　病気は, 生活を大きく変える。特に外での仕事を失うようになることの多い男性の場合, 家庭生活における自分のあり方は大きく変化する。この時, 外で働いてきて給料を運んできさえすれば,家庭での仕事はしなくてもよい, 自分の好きなことを勝手にしてもよいという, 今までの考え方は徹底的に改められる。そして家族との生活を大切に思うようになる。職場復帰をした江藤さんや須坂さんのような人でさえ, そう考えるようになるのである。

　ここに, 脳卒中になった人々と家族の「変容」が見出せる。脳卒中になった人々は, 今まで家族について, いるのが当たり前で, 家事もしてくれるの

が当たり前と考えてきた。しかし，そうした家族がいてくれることをありがたく思い，家族のしてくれる仕事にも感謝するようになったのだ。そして，会社中心の生活は，家族と過ごす時間を大切にする生活に変わってきた。この時，家族との新しい「出会い」を果たしているのだ。

社会生活の受け容れ
──第5の位相

 職業生活の回復の困難
──復職への障壁と断念

◆解雇を促す会社

　脳卒中になった人々の中には，復職を切望していてもそれが果たせなかった人も多かった。森山さんが脳卒中になったのは，会社から定年延長の通知を受けたばかりの時であった。定年延長の条件としては，健康であることが挙げられていた。発症してから5カ月目，入院している最中に支店長を解任され，通勤が難しい場所への転勤の辞令を出された。

　脳卒中の後遺症はリハビリ訓練で治し，今まで通りの仕事に戻ることしか考えていなかった森山さんは，この辞令を手にして，大きなショックを受けた。森山さんにとって，この転勤の辞令は復職への道を閉ざすものであった。死にたいと切実に思ったのも，この時であった。

◆復職への情熱が冷める

　森山さんは，発症してから半年後の1986年3月中旬には自宅に戻り，とりあえず1年間は休職して在宅療養をすることにした。復職するほど健康状態は回復していないという診断書が，主治医が書いてくれた。そうした主治医による診断書は，毎月1回，会社の医務室に提出しなければならなかった。そこで，森山さんは健康チェックを兼ねて，毎月会社の医務室へ妻に付き添われながら電車で通った。これには復職した時に電車通勤できるための訓練という意味合いもあった。

　こうして医務室に通う5回目に当たる1986年7月，森山さんは医務室の前で，同僚に久しぶりに会った。彼は森山さんより若年で，以前ははつらつとした感じの人であったが，原因不明の奇病に侵されるようになり，まるで違っ

た様子になっていた。

　この日，帰りの電車で森山さんは，かつて自分が働いていた場所を車窓から見て，その頃の仕事上の失敗やストレスを思い出した。病気によってすっかり面変わりした同僚に会い，また苦悩の多かった会社員時代を思い出し，森山さんは，復職への情熱が急速に冷めていくのを感じたという。

　ただし森山さんはこの時，退職するという形はとらなかった。森山さんの会社の休職期間は最大2年間であった。その2年間の休職期間満了を目前にして，「どんな待遇でもよいから会社に籍を残してほしい」と，森山さんは会社の人事部長に頼み込んだのである。森山さんは，現代日本の社会ではなんらかの肩書きが重要な意味を持っていると考えていたからである。

　森山さんには2人の娘がいた。定年前の年齢の父親に肩書きがないと，娘が結婚相手を探す時に困るのではないかとも考え，なんとしても会社員の肩書きがほしかったのだという。そして，60歳になるまでは常勤嘱託という地位で，会社に籍だけ置いてもらうことにした。そして，60歳になった時，完全に会社を辞めた。

　こうして森山さんは，左手で書く書道に励んだり，家庭生活を大事にし，時には妻と連れ立って出かけたりするような生活を送るようになった。そのほかにも森山さんは，脳卒中で片麻痺になった人々の集まりを主宰したりするようになった。

◆まやかしの「依願退職」

　二谷さんは，自身は復職を果たしたが，病院の仲間に復職できずに苦悩していた人がいた。その人は40代後半の男性で，二谷さんと同時期に発症しており，一緒にリハビリをしていた。とても明るい人であったが，ある時から急に冷めたようになり，二谷さんはどうしたのだろうと思っていた。二谷さんは，退院してからその理由を知った。彼は解雇されていたのだ。

　入院中，毎月の給料は妻が職場に行ってもらってきていた。その際，妻は，「いつ旦那さんは会社に戻ってくるのか」「会社の経営は厳しい」「病気の者を

200

雇っている余裕はない」などといったことを聞かされてきた。それが何度も続き，妻はそうした言葉に耐えかね，「私，お給料を物乞いみたいにもらいに行くの，嫌です。もう辞めましょう」と言い出した。そうして彼は退職することになったのだ。

　会社によっても異なるが，病気療養のための休職期間は数年あることが多い。それなのに，このように結局，自ら辞めざるをえない状況に追い込まれることは少なくない。これは「依願退職」といわれている。

　奈倉さんのように，会社から「依願退職」を勧められても，それを拒否して復職を果たし，なんとか生活の経済的側面を維持することができた人もいた。しかし，脳卒中になって会社を辞めたという人も多い。どのくらい働けるようになるのか不確実な状況の中で，会社に戻るとなると同僚や上司，部下から迷惑視されるのではないかと不安になったり，また自分自身でも仕事ができるかどうか自信が持てなくなったりするからである。

　そのような時，会社からの支えがある場合，人々は復職してみようという意欲を持つことができた。たとえば，葉山さんや二谷さんや沼田さんのように就業時間を調節してもらったり，同じ会社でも業種を変えてもらったり，在宅勤務を認めてもらったりするような場合である。

　その反対に，会社からの支えがない場合，たとえば森山さんのように閑職へ異動されたり，二谷さんの知人のように会社から退職をほのめかされたりする場合もある。こうした時，それでも復職を願うことは，人々にとっては過重な負担と感じられ，自ら仕事を辞めることを決意させていた。それが結果として「依願退職」という形になっていた。

Ⓑ 復職してからの困難

◆会社員という肩書き

　復職を果たしたとしても，彼らの困難は続いていた。復職する際に元通り

の地位であるかどうか，すなわち正社員として戻れるか，それとも嘱託になるかによって，待遇は非常に異なってくる。また，仕事の内容が以前と比べて充実感を得られるものでなくなる。

　福田さんは，障がいを持つようになり，それまでの勤務先への通勤が困難になった。そこで，通勤しやすい場所にある子会社に勤務先を変えてもらい，復職を果たした。しかしそのために，いくつもの問題を抱えるようになった。まず，会社を変わらなくてはならなかったことが挙げられる。

　それまでの福田さんは，世界的にも名の知られた日本有数の会社の社員であった。それは福田さんにとっての誇りであった。福田さんは，その会社の社員であることによって，他者から自分が高く評価されるという効果があることも知っていた。ところが，脳卒中になって，その会社の社員であるという肩書きを失ってしまった。子会社にも親会社の社名が入ってはいる。しかし，それは福田さんの誇りを満たし，他者からの高い評価を得るためには十分ではなかった。

　また，仕事の内容が変わってしまったことも，福田さんにとっては問題と受け止められた。脳卒中になる以前の福田さんは，「世界を相手」に海外を飛び回る日々であった。ところが新しい会社では，デスクワークが中心になった。福田さんは語学に通じていたため，数々の英字経済誌の中から親会社グループにとって有益な記事をピックアップし，日本語で要約して各部署に配信することを新しい仕事とした。福田さんは，語学力を生かせるからと，この仕事に一応は満足していた。しかしながら，そこにかつての仕事ほどの充実感は感じられなかった。

◆無理を押しての通勤

　さらに，福田さんにとって，麻痺のある身体で通勤し，9~5時の就業時間いっぱい勤務を続けることは，身体的に辛いことであった。脳卒中の後遺症は，半身が動かなくなるという麻痺だけではなくて，頭痛，痺れなど体調不全としてさまざまな形で現れていた。半身が麻痺した状態で歩くのは丸太を

抱えているように重く，福田さんは常に身体的な疲労感を感じた。ところが福田さんは，そういう身体状態だからこそ，かえって会社を休むことができないと言っていた。

> 「身体的には辛いんですよ。早く休めばいいけれど，そうすると二度とその社会に戻れなくなっちゃうんじゃないかという矛盾があります。辛いからといって昼間寝ているのが怖いんです。歩けなくなるんじゃないかとか，人の社会に出て行けなくなるんじゃないかと思って。寝ているのが一番辛くて，いつもその恐怖感を感じていることが，一番休まらないんです。
> 　病気になる前には，そう思っていなかったですけれどね。かえって病気になってから休むのが辛くなったんです」(福田さん)

　福田さんは，身体的に辛いからこそ，無理をしてでも会社に行かねばならないと考えていた。もし今休んだらそのほうが楽なので，そのまま会社に行かなくなってしまうことを恐れていた。またそれだけでなく，身体的に辛いならわざわざ勤めを続けることもないと，会社の側に辞めさせる理由を与えることも危惧していた。

◆「会社人間」の苦悩

　現在は復職して仕事をできているが，将来的に仕事を続けられるかどうか分からないことも，福田さんにとっては悩ましい問題になっていた。

> 「定年後の楽しみを見つけようとする人もいますけれど，ほんとにそうかなあ。会社に通うのは辛いけれど，会社に来られなくなるというと，自分に何が残るのかと思います。会社に来られなくなると，何ができるのだろうという絶望感があります

ね」(福田さん)

　脳卒中になっても復職した福田さんにとって，定年退職の日をいかに迎え
るかということは大きな問題であった。福田さんは，子会社へ行っても親会
社出身者ということで何かと優遇されており，会社における自分の地位が下
がったとは感じなかった。だからこそ，定年になって会社を辞めることに対
して恐怖を感じていた。
　会社に属していない状況になったら「落ち着いていられない」ようになり，
会社員という肩書きがなくなることを「異常に怖い」と福田さんは思ってい
た。

　「人間，最後は１人になるということが，急に見えてきた。で
　きるだけ，そこから遠ざかりたいと思って。
　　私は病気になっても会社人間をやめられない。会社人間。会
　社がなくなったら，どうなっちゃうんだろうか，ということを
　感じます。決して楽しいことではないけれど。定年になること
　は怖いですね。早く仕事を辞めたい気持ちもあるんですけど
　ね」(福田さん)

◆支えられるから生きている

　福田さんは，脳卒中になった後も復職していた。それゆえに復職を望みつ
つ果たせなかった人と比べると，病いや障がいを克服したと思われがちであ
る。しかし，復職したからこそ，「会社人間」をやめることができなかった。
そして，それまでなかったさまざまな問題を抱えるようになり，病いによる
苦悩は大きかった。
　福田さんは「受容なんてありえない」と言い，「この病気になったことがな
い人が，こうすれば受容できますということを言っているのを聞くと，むか

むかする」と言っていた。そのような思いを持ちながら，福田さんはこうも言っていた。

> 「やっと，毎日を支えているんですよ。落ち込みそうになったらの支え。支えながら生きている。生きているから，生きざるをえないんでしょう。自分から死ねないもの。
> 　こんなに辛ければ，殺してもらったほうがいいという友人もいますけど。でも，自分では死ねないし。何か良いことがあったら，もう嬉しくて。その繰り返しです。
> 　家族を巻き込んじゃいけないという気持ちもあるんです。家内には一緒にいてほしいと思いますが，時々悪いなと思うこともあります。息子たちが孫を連れてきてくれるのも，嬉しいです」（福田さん）

　ここには，痛みと苦しみを持つことを余儀なくされながらも，静かに受け止める姿勢がある。家族の支えを遠慮がちに，しかし絶大なものとして感謝して受け止め，耐えつつ喜びを噛み締め〈生きる〉という姿が見て取れる。こうした福田さんの〈生〉は，確かに統合されたものになっている。

 # 新しい生活

◆限定された範囲の可能性を切り拓く

　人々は，それまでの生活の自明性が崩れた後，新しい生活を組み立てるに当たり，自分のできる範囲がかつてよりも狭まるという経験をしていた。それは，「自分で選べることが少なくなるんです」（福田さん）という言葉に端的に表れている。できることがあるといっても，その範囲がどのくらいなのか，彼らにとって，初めは手探りの状況なのである。しかし，彼らは試行錯

誤しながら新しい生活をつくり出していた。

　聴き取りをした人の中には，会社で仕事をしたり，家で家事をしたりするといった，それまでの生活を取り戻そうと，さまざまな試みをしている人たちがいた。その一方で，それまでとは異なる生活を探っていた人々もいた。また，初めはそれまでの生活を取り戻そうとしていたが，やがてそれまでとは異なる生活を探り始めるようになった人々もいた。

　多くの場合，自らの身体の限界によって，また自らを取り巻く社会によって制限がかけられ，選択の範囲は以前と比べて狭くなったと彼らは感じていた。逆説的ではあるが，その状況にありながら以前と比べて選択の範囲を広げていき，今までとは異なる生活の可能性を切り拓いている人々もいた。赤木さんは，そのような人の1人であった。

◆会社は「自然」に辞めることに

　赤木さんは1986年2月に50歳で発症した。その後，入院したり自宅療養したりして休職しているうちに退職ということになった。赤木さんとしては元の職場に戻りたかったが，無理だろうという気持ちがあり，家族もそのように思っていた。赤木さんはその当時，住む家があり，ローンも抱えていなかった。妻と2人暮らしであり，贅沢をしなければ，これから先も経済的に困窮することなく生活が送れるという将来的な予測もあった。

　そこで，赤木さんは休職している間，特に復職に向けての働きかけはせずに過ごした。そして2年間の休職期間満了の後に，「自然退職」となった。赤木さんが会社を辞めることにしたのは，決断したというよりむしろ辞めざるをえない状況において，諦念を持ってそれを受け容れたといったほうが近かった。

◆職場に替わる定期的に通える場所を探す

　この間，赤木さんと彼の妻は毎日，定時に通えるような場所を探していた。それは，リハビリ病院に入院中，言語聴覚士から「定期的に通えるような場

所を確保しておいたほうがいいですよ」というアドバイスを受けていたからである。このアドバイスは，障がい者が家の中に閉じこもって身体を動かさないようになったり，精神的に社会から隔絶されたりすることを防ぐためであった。

　また，このアドバイスは，「以前からの生活を変えない」という意味も持っていた。すなわち，毎日決まった時間に通勤していた人が，それまでの仕事を休んだり，辞めたりすることは大きな生活の変化となる。そのような時，日中定期的に足を運べる場を確保することは，朝起きて，どこかへ出向くという，従来からの生活の送り方を変えないという効果が見込まれるからである。赤木さんにこうしたアドバイスをした言語聴覚士も，この効果を期待していた。

　赤木さんの妻は，夫が退院する以前から，夫が日中過ごせる場所を探した。そして，地域の福祉会館を利用できるのではないかとまず思い，施設を管理する区役所福祉課に問い合わせてみた。しかしそこの職員に「ここは元気なお年寄りが来るところだ」と断られてしまった。赤木さんがリハビリ病院を退院する1980年代後半の当時は，福祉の対象は60歳以上の高齢者に限定されていた。そして，赤木さんのような50代になったばかりの障がい者は，福祉施設の利用対象者とはみなされていなかった。

　福祉会館は利用できないと言われた赤木さんの妻は，次に，毎日通える作業所のようなところがないかと探した。しかし，その地域には知的障がいを持つ子どものための作業所はあるが，中途障がい者のためのものはなかった。赤木さんの妻は，「成人が通える作業所をつくってほしい」と役所に陳情したが，聞き入れてはもらえなかった。赤木さんが毎日通えるような場所はなかなか見つからなかった。

◆保健所の機能訓練教室

　ところがある日，区の保健所が機能訓練を兼ねた週1回の集いへの参加者を募集していることを赤木さんの妻は知った。今まで地域の福祉サービスを

利用しようとしても、ことごとく断られてきた赤木さんの妻は、「藁をもつか
む思い」で保健所に行った。そして「何がなんでもここに入らなきゃ」と思っ
て参加の申し込みをしたという。

　赤木さんの住んでいる地域の保健所では、この機能訓練事業を開始したばか
りであった。機能訓練教室は、たいてい保健所の一室で行われている。市
民がボランティアとして椅子や机を移動させて会場を準備したり、お茶の用
意や片づけをしたり、一緒にゲームをしたりして、手伝っていることもある。
聴き取りをしたほとんどの人々は、こうした保健所で開催される機能訓練教
室に通ったことがあった。

　赤木さんは、機能訓練教室に通うことで、日常の生活を立て直そうとした。
脳卒中の発症によって、毎日会社に通うという生活は失われた。しかし、定
期的に催される機能訓練教室に通うことによって、カレンダー上の決まった
日にちの、決まった時間に、行くべきところを確保した。こうして赤木さん
は、元の生活の中で流れていた時間を再び取り戻し、日常生活を立て直して
いった。

◆患者会を立ち上げる

　機能訓練教室のような制度は、一定の時期、一定の程度、非常に有効であっ
た。しかしながら、いつまでもあるわけではなかった。やがていつか、彼ら
は制度の対象者の枠から外れ、自らで生活を立て直す方途を見つけていかな
くてはならなかった。

　赤木さんの通っていた保健所の機能訓練教室も、1年経つと修了というこ
とになった。そこで、1995年、教室が終了した後、赤木さんは教室で知り
合った人たちとともに失語症の患者会「みさきの会」を立ち上げた。

　赤木さんは、それに先立ってリハビリ病院の患者会にも入っていた。この
患者会は、このリハビリ病院に入院した者のほとんどが会員になっていた。
赤木さんの入院したリハビリ病院は地方の温泉病院で、多くの入院患者は遠
方から来ていたため、患者会は毎月開かれるというわけにはいかなかった。

しかしながら一緒に旅行をしたり，会報を発行したりすることで交流を図っていた。

　この患者会のほかに赤木さんは，隣の地区の失語症の患者会にも参加していた。こうした会が住んでいる地区にもあればよいと考え，保健所の機能訓練教室に同時期に通っていた仲間とともに新しい患者会をつくったのだった。また赤木さんは，地区の中途障がい者の会にも入っていた。こうして当時の赤木さんは，合計4つの患者会に入ることになった。

　機能訓練教室が終わってからの赤木さんにとっては，このような患者会が自らの生活を形づくる中心的なものとなった。患者会ではたいてい月に1回例会が行われ，旅行や行事なども催されていた。たとえば，「みさきの会」の2002年の活動を見てみると，毎月例会が行われていた。それに加えて4月はお花見，5月は1泊研修旅行，7月はサマー・コンサート，9月は「全国失語症者の集い」への参加，10月は地域の障がい者施設の祭りへの参加，11月は日帰りバス旅行，12月はクリスマス会と，ほぼ隔月ごとに行事があった。

　当時の赤木さんは患者会のほかにも，月に1回の内科と2週に1回の言語訓練で病院の外来に通っていたので，毎日が「忙しかった」という。聴き取りをした時には，入会している患者会は3つで，言語訓練も月1回であった。それでもなお，それらは赤木さんが生活を組み立てる際に重要な役割を果たしていた。

◆新しい生活をつくり上げる

　赤木さんはまた，毎朝，近所の喫茶店でモーニング・コーヒーを飲むことを日課としていた。モーニング・コーヒーを飲みに行くには，朝ある程度早い時間に起きて顔を洗い，ひげを剃り，身支度を整えなくてはならない。赤木さんがコーヒーを飲みに行くのは，何もなければ昼まで寝てしまう生活を避けるため，自分に課した仕事なのであった。

　赤木さんは，患者会や病院の外来へ車を使わずに公共の交通機関を使って行っていた。車で行けば楽なのだが，あえて不便な公共の交通機関を使うこ

とも訓練の一環になるからと、赤木さんが自分に課したことであった。

　朝起きて、顔を洗い、ひげを剃り、歯を磨き、洋服に着替える。朝、昼、晩と3回に分けて食事を摂り、夜は風呂に入る。この何の変哲もないような営みは、人前に、すなわち公共の場に出る自分を演出するのに不可欠なものである。こうした営みを行うことは、身体に障がいを持つ赤木さんにとって非常に困難なことであった。チューブに入った歯磨き粉を歯ブラシにつけること、靴下を履くこと、箸でごはんを茶碗から口へ運ぶこと、こうした日常の動作のひとつひとつが難しい。さまざまな工夫が必要であり、時間もかかる。

　しかし、たとえ時間がかかっても、こうしたことを自分ですることが訓練になると思って赤木さんは毎日繰り返していた。くる日もくる日もこれらの営みをきちんと行うことは、赤木さんにとって新しい生活を組み立てる重要な基盤となっていた。患者会を中心にした、ゆっくりとした時間が流れる、このような新しい生活を赤木さんは楽しんでいるようだった。

◆患者会の役割

　聴き取りの中では、患者会の活動が、彼らの生活において大きな意味を持つことが明らかになった。聴き取りをした3つの患者会のうち、2つの患者会における主要な活動のひとつは、毎月1回開催される例会であった。「みさきの会」の例会では、毎回テーマを決めてスピーチをしたり、軽い体操をしたり、みんなでゲームをしたり、季節の歌を歌ったりしていた。

　障がいを持つようになってから、外に出ることには障壁が多いと考える人々にとって、患者会の例会が開催される場所へ行くことは、大変なことであった。ちょっと家の外に出るだけで、すぐに段差や障がい物などさまざまな障壁にぶつかる。公共の交通機関を使って行こうとすると、階段があったり、人が多かったりする。まして、患者会の行事に参加したり、旅行に行ったりすることなどは、リハビリ病院を退院して間もない頃はしたくてもできないことと思われていた。

　しかし，患者会には同じ障がいを持った人たちがいて，その人たちの中には積極的に外に出ている人もいる。こうした姿を目の当たりにして，外に出ることを躊躇していた人も例会や旅行に参加するようになり，できないと思っていたこともできるという経験をしていた。

　また人々は，いろいろ工夫をして患者会の例会に出席しようとしていた。尾山さんなどは，例会に通うことを目標にリハビリ訓練をしたことによって，急速に回復していった。

　こうした患者会に参加することは，人々の自信になっていた。次はどこへ行こうかと旅行のことを思い描くことは，未来に向けた関心を呼び起こし，「希望」にもつながっていた。患者会は，そうした可能性を広げる重要な役割を果たしていた。同病者と「出会い」，苦しいのは自分だけではないのだと思えること，仲間がいると思えること，それは自らの〈生〉の肯定につながっているのだ。

　ここにおける主体は，「変容」している。人々は，かつて職場だけが社会のすべてに等しかった。ところが，職場以外にも社会はある，職場に復帰できなくても，人と人とがつながる社会参加への道はあると思えるようになっていた。この時，彼らは仲間とともに新しい社会をつくり出していたと言ってもよいだろう。

211

「出会い」と「変容」
——「新しい自分」になる

第Ⅴ章

〈生きる〉ための試行錯誤において，
人々は医療専門職や家族や
同病者などの他者と，決定的に
重要な関係を切り結ぶことがある。
これが本書で定義した「出会い」である。
「出会い」を経て人々は，自らの存在を
肯定的に捉え返せる主体に「変容」し，
再び〈生きる〉という方向に
向かうことが可能になる。

第1節
「出会い」
──重要な他者との相互行為

 医療専門職との「出会い」
──フォーマル/インフォーマルな関係

◆重要な他者との関係のあり方

　これまで見てきたように，脳卒中になってからの人々は，自分が自分でなくなってしまい，〈生きる〉ことを否定されたような深い「絶望」の中にいた。自分には何ができるか，どのように〈生きる〉べきかということに挑戦しては失敗し，失敗してはまた挑戦する人々の営みは，試行錯誤の繰り返しであった。やがて，病いを持つという自らの存在を肯定的に捉え返せるような主体の「変容」を遂げ，分裂した〈生〉を統合化し，再び〈生きる〉という方向性に向かっていた。

　その際には，医療専門職や家族や同病者などの他者との関係性のあり方が，決定的な影響を与えていた。苦しい状況を乗り越えられるようになったのは，たとえば「先生がいたから」「家族がいたから」「（同じ病気の）仲間がいたから」と，彼らは口々に言っていた。脳卒中になった人々は，自らと他者との関係性の中において，生き抜くことが可能と考えるようになるのだ。ここでは，医療専門職や家族や同病者が互いに互いを必要とし合う関係となる，本書で定義した「出会い」が生じていた。

　「出会い」は，単に人と人が会うことや，同じ場所で行為することとは異なる。たとえば医療専門職と相互行為をするといっても，症状を見て，検査値を読み取り，診断を下すだけでは「出会い」ではない。あるいは，清拭をして，体位交換をして，訓練したとしても，それが形式的なものであったなら，それは「出会い」とはいえない。

　家族も，彼らが入院している時は見舞いに来たり，退院してからは介護をしたりする。しかし，それが家族だから世話をすべきという規範に同調して

214

いたり，病院からの要請を受けて義務として行っている時，「出会い」は生じていない。また，同じ病気や障がいを持つ者同士にしても，一緒の部屋に割り振られたり，訓練したりするだけでは，まだ「出会い」は生じていない。

「出会い」とは，〈生〉をかたどる各位相が危機に陥ってバラバラになるという新しい状況に直面した人と，支える他者が，共に互いを必要としつつ支え合うという関係性が築かれる時に現れる。

◆医療専門職との関わり方

まずは，医療専門職との「出会い」について見てみよう。脳卒中になった人々は，制度の導くまま治療や看護を受けるために，急性期や亜急性期の病院，あるいはリハビリ病院を訪れる。そこで，救急救命士，医師，臨床工学士，診療放射線技師，臨床検査技師，薬剤師，看護師，管理栄養士，臨床心理士，理学療法士，作業療法士，言語聴覚士，社会福祉士といったさまざまな医療専門職の人と関わりを持つようになる。こうした専門職の中には，彼らが脳卒中になって初めて知る職種も多くあった。

医療専門職の資質が一定の水準で保障され，誰でも平等に扱われるように医療が社会的に制度化されていることは重要であった。特に，緊急を要する救命時には，非常に大切な要素であった。発症直後の生命の危機を迎える段階で，脳卒中になった人々は死の恐怖に直面し，「自分はこれから生き延びることができるのだろうか」「死にたくない」という根源的な生への欲求を抱く。そうした時に，救命を一義的な目標にした医療が，制度として整備されていることは不可欠である。

また，初期のリハビリにおいては，拘縮を防ぐために理学療法士が手や脚を動かしたり，言語聴覚士が絵カードを見せて物の名前を思い出させたりといった，どの人に対しても同じように制度化された訓練が行われていた。これらも，たとえ本人にとっては意味を見出せない訓練であったとしても，その後の回復を左右する重要なものであった。

しかし，やがて脳卒中によって生じる苦悩が，その人独自のものになって

くる段階がある。生命の危機を脱してリハビリ訓練が始まってくると，訓練によって身体の回復が目覚ましい人もいれば，逆にいくら訓練してもなかなか良くならない人もいるというように，格差が生じてくる。

　また，リハビリ病院からの退院を迎えると，元の仕事についたり新しい生活をつくり上げようとすることが課題となってくる。すると，勤務先や職種によって，障がい者に対する受け入れの条件が異なっていたり，できるようになりたい目標が異なったりしてくる。そして，「会社まで公共の交通機関を使って通いたい」「利き手を交換して字が書けるようになりたい」「車の運転ができるようになりたい」「エスカレーターを使えるようになりたい」といった，人それぞれによって異なる課題が生じてくる。

◆インフォーマルな関係性

　このように脳卒中になった人々の個別性が現れる時，医療専門職との感情を伴うようなインフォーマルな関係性のあり方が，大きな影響を与えていた。江藤さんが「好き」という言葉で表した言語聴覚士との間の親密な関係や，尾山さんと理学療法士との信頼に基づく関係がそうしたものである。

　江藤さんの場合，言語聴覚士に指示された訓練スケジュールに従って，いくら訓練しても良くならず，「絶望」した状況が続いていた。江藤さんはこんな訓練で治るかどうか疑わしいと思い，治らない自分に苛立っていた。そして言語聴覚士は，なかなか良くならない自分をもてあましているのではないかと思っていた。

　しかし，4年にわたる関わり合いの中で，江藤さんはこの言語聴覚士が自分のことを理解しようとしてくれ，なんとか良くしたいと思っていることを次第に分かってきた。そして，たとえ言葉がよく話せなくても，自分が敬意を持って理解されていると感じた。そのことによって江藤さんは，それまで「大嫌い」だったこの言語聴覚士に対して，「好き」という感情を持つようになった。

　この時，江藤さんは，言葉に障がいがあっても他者とコミュニケーション

をとることはできると思えるようになり，自分は「治った」と感じることができた。ここには，江藤さんと言語聴覚士との「出会い」があったと捉えられる。もちろん両者はそれまでにも知り合っており，関わりを持ってきた。しかし，それは医療専門職と患者，訓練する者とされる者という関係であった。

　ところがこの時，江藤さんにとってこの言語聴覚士との関係は，そうした関係を超えたものに転化していた。江藤さんと言語聴覚士との間には，互いに尊敬し合う対等な立場で，障がいを持つ身体やこれからの生活のことを一生懸命に考え，悩み，共に訓練していると認識し合う関係性がつくられたのである。これは感情を伴う，人としての関係性といってよいだろう。

　この「出会い」によって江藤さんは，そうした言語聴覚士の態度に応えようと思うようになり，言語の訓練を積極的に行うようになった。そして，それまではいやいや通っていた，この言語聴覚士が支援する「みさきの会」への参加を楽しめるようになった。さらに，自分のように失語症になって「絶望」している人が会に来ていると，傍に行って励ましたりするようになった。この「出会い」は，江藤さんにとって，もう言葉は良くならないのではないかというコミュニケーションの危機を乗り越える契機（モメント）となった。言葉が不自由であったとしても，自分は尊厳ある人であり，他者からもそのように見られていると思えるような，自分を肯定できる主体に「変容」したのである。

◆制度を超えた特別な訓練

　尾山さんの場合は，患者会に通うため，信号が青の間に横断歩道を渡れるようになりたいという個別の目標を持っていた。それを担当の理学療法士は理解してくれ，フォーマルな制度に枠取られた訓練を超えて，特別に訓練をしてくれた。それが励みになり，尾山さんはリハビリへの意欲が湧き，次々にできることが増えてきた。

　尾山さんの担当となった理学療法士は，家の中でも車椅子で移動し，外出する気持ちになれなかった尾山さんの具体的な目標を丁寧に聴いてくれた。

そして，横断歩道を信号が青のうちに渡れるようになりたいという尾山さんの望みをかなえるため，通常は施設内で行う訓練を施設外で行ってくれた。

このように理学療法士は，ルーティンの訓練を超え，尾山さんの望みに合わせて個別に対応してくれた。そのことによって，尾山さんとこの理学療法士との関係は，特別なインフォーマルなものになっていった。ここにも「出会い」が指摘できる。リハビリを通したこの理学療法士との「出会い」は，尾山さんに「希望」をもたらした。自分は何もできなくなってしまったという「絶望」の只中にいた尾山さんであったが，だんだんできるようになるし，手足が不自由でも自信を持つことができるようになった。このことによって，尾山さんの脳卒中の後の〈生〉を生き抜こうとする気持ちは大きく後押しされた。

このように，脳卒中になった人々と医療専門職との間に，親愛や信頼性といった肯定的な感情を交えた関係性が築かれることがある。そしてこのことは，人々にとって自分が変わると思えるきっかけになる「出会い」となっていた。この「出会い」によって彼らは，このような自分でも大丈夫と思い返せるように「変容」した。

「通り一遍でない関係」をつくる

聴き取りをした人々の中には，こうした医療専門職とインフォーマルな関係をつくることによる効果を知っており，意図的に関係をつくり上げていた人もいる。

辺見さんはリハビリ病院に入院して1カ月くらい経った頃，リハビリが遅々として進まずに落ち込んでいた。その時，なんとかその状況を打開しようと，訓練を担当してくれる理学療法士を「好きになろう」と考えた。「通り一遍でない関係」をつくることが，回復のための近道だと思ったからである。

辺見さんはそれまでの経験から，自分が心を開いて相手に飛び込んでいけば，相手も自分を受け止めてくれ，良好な関係性がつくれると信じていた。辺見さんはその頃，不自由になった身体を嘆き，自分はもう誰からも必要と

されないのではないかという不安に襲われていた。それと同時に，良くなって以前のような生活を取り戻すことを切望していた。

　辺見さんはそうした思いを率直に担当の理学療法士に打ち明けた。理学療法士に自分の力になってほしいことを伝え，リハビリ訓練を一生懸命に行う気持ちがあることを示した。弱さを隠さないで自分の正直な気持ちを伝えることは，相手を信頼して敬意を持つこと抜きにはできないことである。こうしたことが辺見さんの「好きになる」ということだった。

　その結果，担当の理学療法士は，辺見さんに訓練室の訓練だけでなく，庭に出て外を歩く訓練を促したり，辺見さんの身体の状態に合わせた細々とした気遣いを示してくれるようになった。そのことをきっかけにして辺見さんのリハビリ訓練は急速に進み，「めきめきと良くなった」という。

　インフォーマルな関係が形づくられる時，人々は個別で具体的な目標を表明することができる。そして，その目標を医療専門職が聞き入れ，場合によってはルーティンの範囲を超えて訓練をするような時，やがてその目標が達成されるという道筋が見えてくる。

　この時の彼らと医療専門職との間には，制度の枠を超えた，「共にいる」という関係性が成り立っていたといえる。それは互いに敬意を払い，理解し合おうとする，人と人との関係，互いに気遣い合い支え合うという「出会い」である。この「出会い」が契機となり，「絶望」の中から「希望」を見出せるような，主体の立ち上がりを可能にする「変容」が促される。

Ⓑ 家族——改めて「出会う」

◆支え合う家族の関係

　ここでは，家族との「出会い」について検討する。成員の1人が脳卒中になることは，家族にとって，それまでの日常生活の自明性が崩れ落ちるような出来事であった。このことによって，当たり前だと思っていた家族の生活

は，多かれ少なかれ変わらざるをえなかった。第Ⅱ章で見たように，介護負担や経済的な問題によって，家族が解体するような危機的な事態になることもあった。そうした家庭生活の危機に直面しながらも，聴き取りをした家族の中には，その危機を乗り越え，以前より絆が深まったと感じている家族もいた。

　聴き取りをしたほとんどの家族は，入院に際しての一切の手続きをしたり，仕事や生活を中断することから生じる，病気になった家族の種々の事柄に対処していた。また，病院へ見舞いに行ったり，リハビリ訓練を一緒にしたり，介護をしたり，家計を助けるために働きに出たりしていた。

　また，家族は驚くほど頻繁に見舞いに行っていた。電車から降りるとふらつくほど暑い夏の日も，停留所でバスを待っていると手足が凍りつきそうになる冬の日も，脳卒中になった家族が入院している病院に通い続けていた。数カ月の間，一緒にリハビリ病院に泊まり込んだという家族もいた。家族は自分の仕事の休みを調整し，家事を短時間で処理し，子どもの世話を誰かに頼むなどして，見舞いに通う時間をなんとかつくり出していた。

　このようなことをすべてすることは，家族にとっては過重といえるほどの負担であった。しかし，ほとんどの家族は，中断することなく，こうしたことを行ってきた。そこには，家族ならそのようにするべきだという規範に従っているからというのでは説明できない，家族ごとに異なるさまざまな理由があった。

　毎日見舞いに行くことは，確かに家族にとって負担になることであった。しかし，聴き取りで何人かの家族は，それが脳卒中になった人を慰めたり励ましたりするならばよいと思って通っていた。生命の危険に晒され，一度は失うかと思ったその人の傍らに寄り添うことによって，家族のほうも自分を支えていたのだという。この時，家族の間には，それまでとは異なる，互いを人として敬意を持って認め合う，親愛の情に結ばれた関係性がつくられていた。

◆家族がそれぞれ変わっていく

　江藤さんはリハビリ病院に入院中，普段なら絶対に表さないような弱さを妻に対して隠そうとしなかった。江藤さんの妻は毎日，病院に見舞いに通っていた。江藤さんは，帰宅する妻をいつもその姿が見えなくなるまでいつまでも病室の窓から見送り，時折手を振ったりした。妻に手を振るなどということは，脳卒中になる以前はありえないことであった。

　ある時，江藤さんの妻が，「どうして手を振るの？　寂しいから？」と聞くと，江藤さんは「うん」と答えたという。そうした弱さをさらけ出すような気持ちを妻に打ち明けることは，それまでにはまったくなかったので，江藤さんの妻は心底驚いた。そして，それほどまでに江藤さんが弱くなったということを知り，自分が傍にいて絶対に支えようと思い，毎日会いに来ることを改めて決意したという。

　その後，江藤さんが退院してからも妻は江藤さんを支え続けた。3年もの間，毎日30分，言語の訓練に付き合ったり，麻痺した右腕が動くようぐるぐる回したり，歩く訓練のために一緒に散歩したりした。

　そうした妻とともに過ごしているうちに江藤さんは，以前とは異なる考え方を家族に対して持つようになった。

　それまで，家族はいるのが当たり前で，家事もしてくれるのが当たり前と思い，家父長的な考え方を持っていた江藤さんであった。ところが支えてくれる妻に対して，敬意を持つようになったのである。弱くなった自分でも，大切に思って支えてくれる妻がいることで，自分もまだ大丈夫なのだと思うことができた。

　江藤さんは，自分が脳卒中になってから「（妻が）強くなった」と言っていた。江藤さんがこのように言うのは，夫から逃げ出さずに，障がいを持つということを正面から受け止め，そして夫とともに回復や受け容れのために努力を惜しまない妻の姿を見てきたからである。一方，江藤さんの妻も，弱くなった夫を支えようと思うのと同時に，「夫に支えられてきた」と言ってい

た。

　江藤さんの妻は，喧嘩をした時などは「もう別れたいと思うこともある」と言う。しかし，それは一時的なもので，夫婦が離れ離れになることは考えられず，互いに思いやりの気持ちを持ちながら，共に暮らす生活を心から望んでいた。

　江藤さんと妻との間には，病いという危機に直面することによって，互いが互いを必要としつつ支え合うという関係性を築き上げる「出会い」が生じていたといえよう。そして，そのことによって江藤さんは，自分もまだ生きていけると思えるようになり，バラバラになった自らの〈生〉を統合することができたのである。

◆家族の新しい「出会い」

　江藤さん夫婦に限らず聴き取りをした多くの家族は，夫が外で働き，妻は専業主婦という高度成長期の典型的な家族形態をとっており，「男尊女卑」という価値観を内面化していた。しかし，夫が脳卒中を発症した場合，夫は，家族がいてくれることをありがたく思い，家族のしてくれる仕事に感謝するようになっていた。江藤さんだけでなく，聴き取りをした多くの人は，脳卒中になるまでは「会社人間」や「仕事人間」であった。外での仕事さえしていれば家の中の仕事はしないでもよいといわんばかりに，まるでしなかった。ところが，発症後は家の中の仕事をするようになったという。

　また，江藤さん，森山さん，尾山さん，須坂さん夫妻はいずれも，夫が病気になるまではそれぞれが別々の趣味を持ち，夫婦が一緒に何かをすることはほとんどなかった。しかし，病気になってからは，夫婦揃って趣味活動を行うようになり，家族と過ごす時間を大切に思うようになっていた。こうしたことはかつて外で働く仕事と比べて家事を下に見ていた人が，その重要さに気づき，それを常に滞りなくやってくれていた家族に対して敬意を持つようになった証でもあった。

　こうしたことは些細なことかもしれないが，ここから家族同士の新しい関

222

係性が始まっていた。それは夫が主導的で妻が従属的という，どちらかが優位に立ち，どちらかが抑圧されるというかつてのようなものではなく，互いに対等な立場で相手を気遣う関係である。脳卒中の発症によって，それまで互いに見知っていた家族は，新しい「出会い」を果たしたのだ。

同病者──仲間

◆同病者同士の交流

　ここでは，同じ脳卒中になった者同士の「出会い」についてまとめてみたい。脳卒中になった人が，同じ病気になった人と知り合う機会は，他の病気の人と比べてさほど少ないわけではない。脳卒中になる人の数からして比較的多いし，発症後は多くの人がリハビリ病院に入院するので，接触する機会はある。

　若葉リハでは，麻痺の障がいを持つ者と，切断などで障がいを持つ者の病棟が基本的に分かれていた。そして麻痺者の病棟には，脳卒中による後遺症を持つ人々が数多く入院していた。よって，若葉リハでは，病室や病棟の廊下，あるいは訓練室や食堂などで，脳卒中になった者同士が言葉を交わしたり，共に訓練したりしながら交流する姿がしばしば見られた。また，退院してからも，病院の退院者からなる患者会が結成されていたり，保健所などが主催する機能訓練教室や患者会があったりする。

　彼らの多くは，言葉の障がいでコミュニケーションが難しかったり，手足が不自由だったりするため，機能訓練教室や患者会に出向くのは大変であった。それにもかかわらず，多くの人が自発的に参加していた。入院中の，あるいは退院してからの同病者同士のこうした交流は，彼らにとって非常に大きな意味を持っていた。

　聴き取りでは，リハビリ病院での日々を「学校」にたとえ，退院することを「卒業」，退院していった人を「卒業生」と言っていた人が何人かいた。ま

た，病院や患者会で知り合った同病者は，「仲間」「病友」「戦友」と表現されていた。また，先に脳卒中になった人を「先輩」，後からなった人を「後輩」と表現する人もいた。こうしたことから，同じ病気になった人との間には，それ以外の人とは異なる特別な仲間意識が生まれ，信頼関係がつくられやすいことがうかがわれる。

◆仲間と一緒に良くなろう

　瀬古さんと祖父江さんと田淵さんがリハビリ病院で共に自主訓練をする仲間として，「一緒に良くなろう」「歩いて家に帰れるようになろう」と言いながら訓練していた時に，そうした仲間意識や信頼関係は見受けられた。また，「絶望」の底にあった沼田さんに，年を経るごとに良くなってくると脳卒中の「先輩」が保証してくれた時，辺見さんが脳卒中の「先輩」から元気な姿を見せてもらった時などにも見受けられた。そして，そこには本書で定義したような互いが互いを必要としつつ支え合う「出会い」があったといえる。

　瀬古さんは，祖父江さんが病棟の廊下で杖を突いて歩く訓練をしているのを見て，自分がなんとか杖を持ちながら歩けるようになった時の身体の動かし方を伝えていた。そして祖父江さんは，瀬古さんのアドバイスを聞いて，そのような動かし方をやってみようと試みていた。このことは祖父江さんにとって，歩くための身体の動かし方を身につける糧となった。それとともに瀬古さんにとっても，ひとたびは失われたと思った身体を，再び自分でコントロールできるものとして取り戻せたことを確認する行為であった。

　この時，ベンチに座って2人が訓練するのを見ていた田淵さんも，「自分もいつかはあのように歩けるようになるだろうか」「できるかどうか確証はないけれど，とにかく自分もやってみよう」と思っていたに違いない。彼らは，みんなで一緒に良くなろうという連帯的な関係性をつくり上げており，ここには彼らの「出会い」が生じていた。

◆「先輩」と「後輩」が支え合う

　沼田さんは，医療専門職から良くなることはないと言われ，「絶望」していた。しかし発症後数カ月の頃に，脳卒中になって3年目の「先輩」から，だんだん良くなってくるという話を聞き，「希望」が持てるようになった。自分にとって最も辛い状況において，その辛い状況を理解し，寄り添ってくれる同病者が現れたのである。そのことは，沼田さんにとって，終わることのないと思われた苦悩や苦痛からいずれは解放されると思えるようになる重要な転機になった。苦痛や苦悩は将来にわたって持続するものではなく，いずれは減少するということを知った時，沼田さんは未来へ向けての「希望」を抱くことができた。

　その後，沼田さんは，自分や患者会で知り合った仲間たちの脳卒中の経験を綴った本を自費出版して，「後輩」たちに配ったりするようになった。それは，自分たち「先輩」がどのように痛みや苦しみを乗り越えてきたか，あるいはやり過ごしてきたかということを，「後輩」たちに知ってもらい，役立ててほしいと思ったからであった。

　辺見さんもまた，自分が「先輩」として，「絶望」の底にある「後輩」たちの支えとなろうとしていた。退院記念日には息子に仕事を休んでもらい，病院に車で連れて行ってもらった。自分が支える人になるということは，辺見さんにとって大きな自信になり，かつての自分を取り戻すようなことなのであった。

　沼田さんや辺見さんは，脳卒中になった「先輩」たちに支えられて，「絶望」の中から「希望」をつかみ取ることができた。そして，その後は自らが「先輩」となって，後から脳卒中になった「後輩」たちを励まそうとしていた。「後輩」たちを励ますことが，自分にとってもやりがいになっているのだった。

　このことから分かるのは，「後輩」にとって「先輩」が重要な存在であったと同じくらい，「先輩」にとっても「後輩」は重要で必要な存在だということ

である。したがって，同じ脳卒中という病気になった「先輩」と「後輩」との間にも互いに互いを必要とし，支え合うという「出会い」があったといえる。

◆同病者同士が必ずうまくいくというわけではない

ただし，同病者同士なら必ず共感することができ，助け合うという関係性が築かれるようになるかというと，そうとは限らない。50歳で発症した江藤さんは，同じ病院に入院している人たちが皆，自分よりはるかに高齢の定年を過ぎたような人たちだったので，よけいに落ち込んでしまったという。江藤さんは3カ月の予定で入院したが，もうこれ以上いたくないと思い，2カ月で退院してしまった。

木谷さんも，リハビリ病院に入院中，孤立感を味わっていた。木谷さんの入院していた病院では，廊下やホールで同病者の輪ができ，話をしたり一緒に自主訓練をしたりしていた。しかし木谷さんは，それを「同病相憐れむ」と不快に感じており，その輪の中に入りたいとは思わなかった。木谷さんも3カ月の予定で入院した病院を1カ月半で早々に退院した。江藤さんや木谷さんは，入院した病院で同じ病気になった人と「出会い」を経験することはなかったのである。

◆「出会いの場」としての患者会

しかし江藤さんは，発症後3年くらい経ってから参加した失語症の患者会で同じ脳卒中になった仲間を見つけ，「出会い」を経験した。江藤さんはそれからは，同じ病いや障がいを持つ者同士だからこそ辛さや痛みを分かち合うことができ，同じような危機を潜り抜けてきたからこそ互いに理解し合えると考えるようになった。

今村さんもまた，病いや障がいを持つ人を助けることができるのは，同じ病いや障がいを持つ人なのだと断言していた。今村さんは，患者会がそうした支え合いの場を提供できると思っていた。そして『みさきの会』への出席

をためらっている人がいると，支援する言語聴覚士とともに会への参加を働きかけたりしていた。

> 「自殺する人も理解できる。でも，生きてこそ人生だよ。その人と対等な立場で，一緒になって脱出するように。同じ台にのっかってあげる。一緒に言うんだよ，“飛びこもう”って。そこで人生変わるんだよ。人生の同行者になってあげればいいんだ」（今村さん）

　脳卒中になった人々は，それぞれの危機に対処して，人として立ち上がっていこうとしていた。そうした者同士の間には，共に危機を乗り越え，再び〈生きる〉方向に向かおうとする，今村さんが「人生の同行者になる」と言ったような共同行為（共に立ち上がる営み）が見出せる。
　患者会は，障がいを持つようになって他者との交流が極端に制限されるようになった彼らが家族や医療専門職以外の人と交わる数少ない場である。そこは脳卒中になった人々が，重要な「出会い」を生み出す場となりうる。そしてまた，生きる意味を見出せない状況から，人として生きていけると思えるように「変容」し，そのことを確認し合えるような場になりうる。

第2節
他者の「変容」

 ## A 医療専門職が変わる
——制度外で支援すること

◆患者によって医療専門職も変わる

　医療専門職によって患者が変わる一方で，医療専門職自身もまた患者との「出会い」によって，その生き方が変わるような経験をしていた。

　若葉リハの言語聴覚士は，聴き取りをした当時49歳であったが，人生の途中で脳卒中になった人々に接することで，「私の人生，変わった」と言っていた。彼女は言語聴覚士の勉強を終えた後，10年間ずっと小児の施設で働いてきた。その後，若葉リハに移って初めて，成人の患者を受け持つことになった。35歳の時だった。

　その頃，彼女は幼い子どもを3人抱え，仕事と家事・育児の両立に苦しみ，ポケットにはいつも辞表と離婚届が入っていた。仕事の割り振り，夫の都合や子どもの病気など，自分でコントロールできない要素が勝手に動いて「私の人生の邪魔をしている」と思い，「人生始まって以来のにっちもさっちも行かない時期」と悩んでいた。

　そんな時，小児から成人に移って，脳卒中になった50代や60代の人たちと接するようになった。そして，子どもを育て，家庭を持つという「口で言うほど簡単じゃない，大変な人生」を積み重ねてきた人たちが，その途上で，「病いという自分ではまったくコントロールのできない壁」に突き当たる姿を目の当たりにした。しかも，壁にぶつかりながらも，そこから逃げ出さずに懸命に生きようと努力している姿に，「私の生き方，叩き直されたような感じ」を受けた。そうして自分の置かれた状況の中で精一杯のことをすればよいのだと思えるようになったという。この時，彼女は「変容」をしていた。

　聴き取りをした時，この言語聴覚士の夫は，末期のがんと診断されていた。

3人の子どもを抱え，これからどのように生きればよいのかということが，彼女にとって差し迫った問題としてあった。それでも彼女は，この自分でコントロールできない状況においても，自分にできることを一生懸命にしようという覚悟ができていた。脳卒中になった人々との「出会い」を経て，「変容」を果たしていたからである。

◆患者会でボランティアをすること

患者会にボランティアとして参加するようになって，自分が変わったという医療専門職も何人かいた。患者会では医療専門職と患者という関係に固定されない，人としての関係がつくり上げられていた。

若葉リハ友の会では，1泊旅行やお花見会，餅つき会が毎年行われている。そうした時，何人かの医師や看護師は，自ら会費を支払って参加していた。「みさきの会」でも，毎月の例会や旅行などには，言語聴覚士や理学療法士が自費で参加していた。

通常，そうした行為にはボランティアという用語が当てはめられるが，彼らは，自分たちの行為をボランティアとは言っていなかった。「仲間だから一緒に行けば楽しいでしょ」（若葉リハ50代の医師），「お手伝いさせていただいている」（「みさきの会」40代の言語聴覚士）と言い，「仲間」や「お手伝い」という言い方をしていた。

こうした患者会など制度外での支援をする医療専門職は，病院や福祉施設などといった制度の中だけの支援には限界があることを知っていた。そして制度の外で患者と関わりを持つことで，制度の中の医療を良くする方途を探ったりもしていた。

「皆さん，病院の中での顔と違うんですよ。私もそういう時は看護師ではないし。病院の中だと仕事的でしょ。患者さんもそういう表情しか出てこないんですよ。旅行とか行くと，こういう生活している人だと見えてきて，それが地域リハの勉強にも

なるんです。患者さんに病棟や外来なんかで接する時のイメー
　　ジが付きやすくなるんですよ。その方がお家や地域でどういう
　　役割を持ってどんなふうになりたいかっていうイメージが湧
　　くというか」(若葉リハ50代の看護師)

　このように若葉リハのある看護師は，共に時間を過ごす例会や旅行におい
て，病院での訓練時間だけではうかがい知ることのできない，人々の悩みや
望みを知り，訓練の方針を立てる材料を得られると言っていた。この時，看
護師は，訓練の方針を立てるという目的を持ってはいたが，患者を1人の人
として見ているという点で,両者の間には人としての関係が成り立っていた。
この看護師は，脳卒中になった義母を自宅で介護しながら勤務していた。自
宅介護を決意し，継続して行えていたのは，脳卒中になっても病人としてで
はなく，生活者として生きようとする人々の姿を，患者会などで見てきたか
らであった。
　「みさきの会」を支援する言語聴覚士は，江藤さんが「大嫌い」から「好
き」になり,「治る」という認識を持てるようになったきっかけをつくった人
であった。彼女は自らも会費を払って例会に参加し,「一緒に過ごさせていた
だいているという感じです。私のほうが皆さんから元気をいただいているん
です」と言っていた。
　病院の中であったなら，感情中立性に従って患者と接しなくてはならない
が，患者会という場ではそこから自由になれると，この言語聴覚士は考えて
いた。そして，患者会で，病院では患者としてしか扱われなかった人が，人
としての可能性を広げていること，同じ病いを持つ人同士のつながりによっ
てそれが促されていることを目の当たりにしていた。そのことによって自分
が変わったという認識を持つようになったという。
　彼女は，医療専門職が治しているわけではなく，彼らが自ら治り，また別
の人を治している姿を見てきた。そうし，「人ってすごい」と敬意を払うよ
うになり，たとえ自分が失語症になったとしても大丈夫だと思えるように

230

なったという。

　言葉でコミュニケーションをとることが難しい失語症の人々の持つ，人としての偉大な可能性を見出し，自らが変わるという「変容」を経験した言語聴覚士だからこそ，江藤さんは「好き」になることができたのである。

家族が変わる

◆家族のほうが先に変わる

　本人が死を思うほどの「絶望」を感じている中，家族はこれからどのように生きていったらよいのかと，〈生きる〉という方向に向かってあらゆる可能性を考えていた。家族は，成員の1人が病気になった時でも，なんとしてでも生活を続けていかなければならないと思う。そしてこの時，互いの関係性を改めて問い，脳卒中になった家族とともに生きるか，あるいは別れて生きるかという結論を出していた。

　この問い直しは1回きりのものではなく，常に問われ続けるものであり，家族の関係は安定的なものではなかった。この問い直しの結果，聴き取りをした多くの家族は，病いになった者とともに生きよう，新しい〈生〉をつくり上げようと決意していた。この決意をした時，障がいを持ったとしても，その人は人として何も欠けたことはないのだと思えるように家族は「変容」していた。聴き取りをした範囲では，脳卒中になった本人が「変容」を経験するよりも，家族のほうが先に「変容」を経験していた場合が多かった。

　互いの関係性の問い直しを経て，支援することを決意した家族は，赤木さんの妻のように「人生を変えよう」と決心した。そして，病院に見舞いに通って，脳卒中になった家族を支えていた。脳卒中になった家族がそれまでの役割を果たせなくなるとその分の仕事を引き受けたり，家計を維持するために働きに出たり，一家の責任を負ったりと，さまざまなことをしていた。こうして家族は変わっていった。

この時，脳卒中になった人と家族との関係性は，かつてのような「男尊女卑」や個人が勝手にそれぞれ独立しているというものではなく，互いに敬意を持ち合う関係性になっていた。

> 「お互いに価値を認め合わないと。歳取れば取るほど，お互いに認め合わないと。夫だから，妻だから，こうあるべきというのがなくなるよう，個として認め合えばいいのよ。そうすれば病気だからといってストレスに感じないんじゃない」（須坂さんの妻）

須坂さんの妻が言うように，須坂さんの脳卒中の発症は，家族が互いに支え合いながら，個人として向かい合えるような関係性をつくり出す重要な契機_{モメント}になっていた。この時，須坂さんと家族は「出会い」を果たしていた。

◆新しい見方を獲得する家族

この互いが互いを必要とし，支え合う関係になる「出会い」の中で，家族は病いや障がいを持つ人一般に対して新しい見方をするようにもなっていた。

> 「人を見る視線が変わりましたね。今まで健常者の目で見てきたけど，今，（障がいを持つ人に）目線が近づいてきたような。どれほど近づけたかは分からないけどね」（江藤さんの妻）
> 「今まで，道を歩いていても，障がい者って目に入らなかったんですよね。いらっしゃったと思いますけど風景の一部になっていて，別世界だったんですね。でも，障がい者にも，健常者の世界に劣らない世界があります。世界というか，人間関係なんかで，今からちょっとでも枕を持った人を見ると，"ああ，うちと同じだ"と思いますね」（沼田さんの妻）

　江藤さんや沼田さんの妻のほかにも，家族の1人が脳卒中になってから障がい者に対する見方が変わったという声は，何人もの家族から聞かれた。障がいを持っていたとしても，人として何も欠けたところはなく，かえって困難な〈生〉を生きる尊敬すべき人だと思えるようになったのである。脳卒中になった家族との「出会い」によって，それまでの自分とは異なる自分へと，家族も「変容」したのである。

同病者の中で変わる

◆社会なんて自分のものだとは思わなかった

　聴き取りをした人の中には，患者会などで同じ病気を持つ人々と相互行為することによって，今までと異なる自分を発見した人もいた。江藤さんは，病気になって患者会に通うようになってから，それまでになかったほど，人との関係を大事に思うようになったという。江藤さんは例会に毎回出席しては，そこに集まってくる人に誰彼となく声をかけたり，旅行などの行事で進んで係りを引き受けたりしていた。「みさきの会」の会長選挙では，江藤さんは会長に選ばれていた。

　江藤さんは，「自分がこんなことをするようになるなんて思ってもみなかった」と言っていた。江藤さんは，若い頃からずっと調理師の仕事をしてきた。その仕事は，時間交代の勤務形態であったので，通常1人か2人で仕事をしていた。江藤さんは，自分としては1人で仕事をするほうが性に合っており，人に頼ったり頼られたりという人間関係は苦手だと思っていた。ところが脳卒中になって，患者会に行くようになってから，以前は面倒なだけだと思っていた人間関係を大切なものと考えるようになった。

　　「オレ，不思議でしょうがないんですよ。だいたい僕がそうい
　　うことやる自体，分かんない。病気しないでいたら，1本の人

233

間になっていたと思う。病気してから，あれだよね，やっぱ。3，4年くらいですよね。社会の関係を持つようになってから。社会なんて自分のものだと思わなかった。職場的にも，閉鎖的だったでしょ」(江藤さん)

「1本だった」というのは，周囲の他者とは深く関わらず，頼り頼られることもなく，自分1人だけで物事を行っていくという，かつての江藤さんの生き方や仕事に対する姿勢のことであった。「社会なんて自分のものだとは思わなかった」というのは，自分と社会に生きる他者とが親密な関係性を持つことはなく，自らが社会的な存在であるとは考えていなかったということである。

ところが江藤さんは，脳卒中になってから，自分も他者と親密な関係を持ちうることを知ったのである。それまでの江藤さんは，他者に頼らず1人で自立して生きるべきだと考え，他者にもそうした姿勢を要求してきた。しかし，脳卒中になることによって，何事も，自分だけではなくて常に他者——家族や周囲の人たちなど社会に生きる人々——との関係性を基に成り立っていると思うようになったのである。それは，「身体的な存在としての人が，他者や事物と相互的な関係性を持ちながら，互いに行為し合う時空間において成立する個性的な営み」である〈生きる〉ということにほかならない。

◆仲間を助けたい

江藤さんは以前だったら，仕事以外の同好会的な有志の会に行くことはまずなかったし，そうした会で長を務めるなど考えられなかったという。自分はリーダーを務めるような性格ではないと思っていたからである。ところが今では，会に集まる人の手助けができたらよいと考えている。

「みんなこうしてつくろうとしてあがってきた人たちだもの。大事にしてあげなくちゃ。だからみんなでつくるんですよ。来

　　ないと心配するし。何でこんなことやらなきゃならないんだと
　　思いながら，やめようと思ったことはなかったですね」（江藤
　　さん）

　「みさきの会」には，江藤さんだけでなく赤木さんや今村さんなど，発症し
てから10年以上経つ会員がいた。彼らは，発病して間もない人が落ち込んだ
様子で患者会に来て，うつむき加減で座っていると，「昔の自分を見ているよ
うな気持ち」がするという。そして「なんとか助けてあげたい」と思う。江
藤さん自身も発症して間もない時期，患者会に行き始めた頃は，会に行くの
がたまらなく嫌であった。
　江藤さんの通っていた患者会は，保健所の3階で開催されていた。いつも
3階に上る手前の2階の休憩所でひと休みし，自動販売機で買った飲み物を
飲みながら，「行きたくないなあ」と江藤さんは思っていたという。会に出席
しても下を向いてばかりで，周りのみんなから心配されるほど暗い感じをか
もし出していた。
　当時の江藤さんを知る理学療法士や言語聴覚士，同じ患者会の会員や会員
家族は口を揃えて，その頃の江藤さんは「暗かった」と証言していた。
　そのような体験を経てきたからこそ江藤さんは，発症して間もない人が患
者会に行きたくないという気持ちが分かる。そして，いかにも落ち込んでい
る様子で会に来ていれば，傍に行って励ましたい気持ちになるのだ。

◆「出会い」と「変容」の連鎖

　ある時の「みさきの会」の例会で，江藤さんは，入会して間もない久藤さ
んが会に行きたくないと思っていることを久藤さんの妻から聞いた。そこで
久藤さんに向かって，「半年頑張って」と声をかけていた。半年の間，嫌だと
思っていても通い続ければ，自分の障がいについて分かるし，また，障がい
があったとしても大丈夫ということが分かるようになる。江藤さんは自分の
経験から，そのように伝えたかったのである。江藤さんにとって久藤さんは，

235

昔の自分なのであった。

　自分が「変容」した後，江藤さん自らが支える他者にならなかったとしたら，次の人の「変容」はない。しかし，発症して間もない，うつむいている久藤さんを目の前にして，江藤さんはなんとか支えなければならない，自分こそが支えることができると思ったのだ。

　この時，江藤さんは，久藤さんと「出会い」を果たし，支える他者になっていた。支える他者となった江藤さんが，未だ絶望の中にいる久藤さんと「出会い」，久藤さんを「変容」させようとしているのだ。次は，やがて久藤さんが，脳卒中になってうつむいている誰かに支える他者として「出会い」，「変容」させていくだろう。患者会は，こうした「出会い」と「変容」の契機^{モメント}を提供する場となっているのである。

第3節
「新しい自分」になる

「笑える」ようになる──「命日」と「誕生日」

◆奪われる「笑い」

　聴き取りの中で,「笑えるようになるまで,○年かかった」という表現が特徴的に聞かれた。脳卒中になった人々は,今までとはまったく異なる身体や生活を強いられ,深い痛みと苦悩を感じる。そのような時,「笑う」ことができないでいた。

　病者や障がい者であることは不幸であり,そうした人々は自らの境遇を嘆くべきで,他者から憐れみを受け,庇護されるような惨めな存在であるはずという強固な社会規範が,日本の社会には,未だに存在している。特に会社という社会集団においては強くある。そして脳卒中になった人々自身も,こうした規範を内面化していた。

　だから,聴き取りをした多くの人にとって身体が麻痺したり,失語症になったりすることは,もはや自分の身体は自らの生きている社会の規範に合致する身体ではなくなったという認識を生んでいた。健康で能率良く働ける身体こそが,彼らにとっても自明の身体であった。そして彼らは,自分がそうであるばかりか,自分の周囲の人もそうあるべきだと考えてきた。

　ゆえに,それに反する身体は規範から逸脱した身体であるので,否定的な扱いを受けて当然だという認識を持っていた。事実,多くの会社は脳卒中になった彼らを辞職に追いやっていた。まさにそうしたことが,彼らから「笑い」を奪っていた。

　森山さんは,脳卒中になるまでは身体には何の異常もなく,健康であることを当たり前のこととして過ごしてきた。そして,障がい者に対しては否定的なステレオタイプの認識を持っていた。森山さんの家族や周囲の人たちも病いや障がいとは縁遠く,勤めていた会社にも障がいを持つ人はいなかった。

森山さんの会社では、「身体および精神活動に不具合のある者」は採用時の欠格事由にさえなっていたという。また、「業務の継続が著しく困難な者」は正当な解雇理由になっており、社員であっても病いや障がいを持つようになったりすると解雇されていた。森山さんの目の届くかぎり、職場は障がい者の姿が見えない環境であり、かろうじて業務上の災害で障がいを負った人が軽作業をしているだけというものだった。

　沼田さんも、家族にも身近な人にも障がいを持つ人はおらず、脳卒中になるまで障がい者と接する機会はほとんどなかったという。ところが、脳卒中になってから道を歩いていると、以前とは比べものにならないほど障がい者を見かけるようになったという。このことを沼田さんは、かつては障がいを持つ人を町で見かけたとしても、自分では気づいてこなかったからだと考えていた。

　沼田さんは、その状況を「網膜には映っていたかもしれないけれど、存在を実体として認識することがなかった」と表現していた。脳卒中になるまでの彼らにとって「障がい者」は、本当に見えてはいない存在なのであった。

　それは、ヘルパーをしていて障がいを持つ人を見慣れているはずの辺見さんにとっても同じことであった。辺見さんも、自分が障がいを持つようになるとは想定していなかった。だから、障がいを持つ人がどのような存在であるのかについて、「自分では、本当には分かっていなかった」と言っていた。

◆笑うことのできる「新しい自分」

> 「笑えなかったですよ。なんつう顔してって、見られるんじゃないかな。頭の中、いかれてるって。分かんないからなあ」（江藤さん）
> 「笑えなかったの。心を開くことができないの。その人を中心にさせてくれないから。危ないとか何とか言って、やりたいようにやらせてくれない。好きにやらせてもらえないから、笑えないんじゃない？　保護されるばっかりで、その人らしく生き

　させてもらえない。その人が中心になれないのよ」(辺見さん)

　〈生〉がバラバラになった時，彼らは「笑う」ことを奪われていた。この社会では，病いや障がいがあることは「逸脱」と考えられてしまう。そして，その状態から脱するためには，すばやく回復しなくてはならないことが社会規範としてある。したがって病いや障がいを持ちながらも，悲嘆にくれずに「笑う」ことは，その逸脱状態を自ら容認している，何かおかしなことだと他者から受け止められることになる。

　彼ら自身も脳卒中になる前は，そうした社会規範を当たり前と受け入れてきた。それゆえに，脳卒中になってから「笑う」ことができないでいた。ところがある日，彼らは「笑える」日を迎える。

　「笑える」というのは，彼らが身体や生活の危機を（とりあえずではあっても）乗り越えたと思えることを意味している。障がいがあったとしても，人としてはなんら欠けたことはないと思えるように「変容」した時が，「笑える」ようになる日である。彼らは病いや障がいを持つようになったとしても，それを悲観していつまでも落ち込んでいるだけでなく，明るく，心から笑えるような気持ちを持つことができるという，新しい認識を獲得する。

　そのように思えるのは，それまでとは「変容」した「新しい自分」であった。この「新しい自分」になる過程には，これまで見てきたような〈生〉の各位相を統合化する，試行錯誤の積み重ね，医療専門職や家族や同病者との「出会い」という契機(モメント)があった。

◆他者との「出会い」を経て「笑える」日を迎える

　辺見さんは，リハビリ病院を退院した時に撮った写真を見せてくれた。その写真の辺見さんの表情は硬く，かわいがっている孫と一緒に写っているにもかかわらず眉間にはしわが寄っていて，口は一文字に結ばれていた。次に，発症してから3年後に撮ったという写真を見せてくれた。辺見さんはにっこりと微笑んでいた。辺見さんの周りには，やはり微笑んでいる3人の同じ患

者会のメンバーの顔が写っていた。辺見さんの場合，発症してから3年経った時に「笑う」ことができたのである。

　そこに至る道筋へと導かれたのは，同病者との「出会い」があったからである。試行錯誤のリハビリ訓練を経て，麻痺した右手でシャンプー液を受けられたこと，包丁を握れたこと，右足でミシンを踏めたことを体験したからである。不自由になってしまった身体であっても，それまでとは違う可能性があることを知ったから，またそれを喜んでいる家族がいたからである。こうしたさまざまな出来事を経て辺見さんは，障がいを持つ〈生〉を肯定できるように「変容」し，「笑える」日を迎えることができたのであった。

　「笑える」日に至るまでの期間は，人によって異なる。筆者が聴き取りをした範囲では，1，2年から10年であった。このことは，「笑える」日を迎えるまでの間，かれらは「笑う」ことができずに，なんとか生きているという状態であったことを意味する。今村さんは10年もの間，「笑う」ことができなかった。そして，その間は「モグラみたいだった」と言っていた。しかし，「笑える」日を迎えてからは，障がいを持つようになってかえって良かったとさえ思えるようになったと言う。

　　「私，障がい者になって良かったと思っているのよ。負け惜し
　　みに聞こえるかもしれないけど，ほんとにそう思ってんだよ」
　　（今村さん）

　今村さんがこのように言うのは，「新しい自分」を発見できたからである。
　今村さんも当初は，痛みや苦しみを抱えて「人間性」が壊れると思い悩んだ。しかし回復しよう受け容れようとする試行錯誤の体験を繰り返す過程で，自分の弱さを認め，身体の新しい可能性を見出した。それは，他者との新しい「出会い」を果たし，自らが「変容」する経験を重ねていくという過程であった。この今村さんが発見した「新しい自分」は，病気になる以前の自分よりも，人として向上した存在なのであった。

240

◆脳卒中になった日は「命日」と「誕生日」

　「笑う」ことができるようになった日は，人によっては「命日」が「誕生日」に変わった日でもある。聴き取りをしたほとんどの人たちは，自分が脳卒中になった日付を正確に覚えていた。そして，その日を「命日」と言い，自分が死んだ日として記憶していた。

　尾山さんの妻は，尾山さんが脳卒中になったのはいつかという問いに，「お父さんの命日は1995年の9月22日だったわね」と言っていた。江藤さんも脳卒中になった日を「命日」と言い，赤木さんも脳卒中になった日に，自分は「1回死んでいる」と言っていた。

　　「ある時，あの時死んで，生まれ変わったと思ったのよ」（日野
　　さん）

　日野さんは，このように言っていた。日野さんは脳卒中になった後，旅行で伊豆に行った。その時，下田で遊覧船に乗ったが，揺れても全然怖くなかったという。右麻痺で泳ぐことのできない日野さんは，海に落ちたら死んでしまうと思った。しかし，それも自分の運命と思って，まったく恐怖を感じなかったのだという。日野さんは，「一度死に向かうと，怖くなくなるのよ。気持ちの軌道が変わるのよ」と言っていた。

　何人かの人々は，毎年その日が来ると身体の具合が悪くなったり，精神的に不安定になったりすると言っていた。辺見さんも発症した1年後のその日を「一周忌」と言い，1日中，暗い気持ちで過ごしたという。辺見さんは2年目のその日も，2回目の「命日」だと思い，体調を崩し，1日中，下痢で苦しんだ。しかし3年目は，その日が来ても自分の「命日」だということをすっかり忘れており，翌日になってから気づいたという。

　この時，辺見さんは「喪が明けたなって思った」という。それから辺見さんにとって，脳卒中になった日は，「命日」から新しく生まれ変わった「誕生

241

日」になった。

> 「いたわりの言葉が辛かったこともありました。死にたいと
> 思ったりしましたよ。でも，そのまま愚痴って生きていても
> しょうがないじゃない，同じ一生だったらそんなふうじゃもっ
> たいないって，ある時，思ったんですよ。人間て意外に強いの
> よ。どんな境遇であっても，それなりに生きられるのよね」(辺
> 見さん)

　他の人に何と思われようと，その人なりに，その人の人生を，自分が主人
公になって生きられるようになること，それが「笑える日」を迎える条件，
再び〈生きる〉ための条件なのだろう。脳卒中になった人は，そのようにし
てこれまで自らも内面化してきた病者や障がい者に対する規範を反省的に振
り返っている。そして，人として〈生きる〉ことの意味をその人なりに深く
見つめ直し，新しく生まれ変わるかのように世界をつくり変えている。

「変容」と「持続」

◆新しい価値観

　脳卒中になってから，危機的な状況を生き抜く過程は，自分とは何かを絶
えず問い続け，自己の存在をかけた試行錯誤を行う過程であった。彼らは，
危機に陥った〈生〉をかたどる位相を受動的に引き受けざるをえなくなる。
その状況の中で彼らはそれまでの経験を参照しながら，なんとか元通りにし
ようと身体の回復を図ったり，復職する計画を立てたりして，自分にできる
精一杯のことをしてきた。その過程で，それまでの経験を参照していては現
在の状況を肯定的に定義することは困難だと思うようになっていた。
　そこで，彼らは新しく状況を定義しようとする。その際，健康で効率良く

働けることだけに高い価値を置いていたそれまでの規範は批判の対象となり，それに同調し，従っていた自己は反省されていた。そして，それまでは高い価値を置いていなかったものに新しく価値を見出していた。森山さんや小谷野さんや辺見さんは，そのことをこのように言い表していた。

> 「私の心の中には次から次へと，今まで私の価値観では無視していたものが，尊いもの，美しいもの，いとおしいものとして見えるようになり，人生の貴重な財産が，私の周辺に満ちあふれていることを，ようやく知るようになったのである。経済優先の社会的な活動に没頭していた私が見失っていた世界が，少しずつ見え隠れするようになってきたのだった」（森山さんの手記）
>
> 「こんなになっちゃって，家を出るのが嫌だったんですよ。障がい者になって，みっともないでしょ。そのかわり，違った視野が開けるんですよね。今まで時間に追われていてまったく気にしていなかったような，道に咲いている花が分かるようになりましたね」（小谷野さん）
>
> 「こうなって，失くすものもあるかもしれないけど，そんなに失くしちゃいないと思った。なんでも器いっぱいなんだと思う。マイナスになった分は，どっかからプラスになるのよ。いつでも満タンになるものなのよ。失くしたものは，入ってきている。そして失くしたものは忘れているって。その時その時，不幸だと思わないもの。天の神様が，私をこうさせたんだと思うのよ。私でなかったら，この役割を果たせなかったって思う。自分を納得させるために言っているのかもしれないけれど」（辺見さん）

◆行きつ戻りつの「変容」

　自らの新しい可能性を発見し、「新しい自分」を見出すことは、彼らが脳卒中になってからの〈生〉を生きる時に非常に大きな支えとなる。ただ、彼らはいつもどのような時でも、そのような思いを持てるわけではないことも、記しておかなくてはならないだろう。

　　「病いと闘っている私がいる。人にニコニコ話している私がい
　　る。病いとの葛藤、人と組み合わせの葛藤、絡み合う人との葛
　　藤、いろんな葛藤がありましたね」(辺見さん)

　危機の中から新しい〈生〉に至る過程は、単線的な成功の物語ではなく、矛盾や葛藤が絶えない、いつでも再び危機に舞い戻る可能性のある脆弱さを備えたものである。

　ひとたび「新しい自分」を見出して、「笑える」ようになったと認識したとしても、やはりそれまでの自分のあり方に執着する自分に気づく時もある。体調が良くなかったり、他者から心ない言葉を浴びせかけられたり、天気が良くないという理由でさえ、彼らは現在の状況を耐え難く感じる。そして、元のような身体になりたいと切望して、落ち込んだ気持ちになったりする。そのような引き裂かれた困難な状況の中で生き抜く姿もまた、彼らの現実なのである。

再び
〈生きる〉ために

終章

病いや障がいとともに生きる「新しい自分」は, 弱くはあるが他者の弱さを包み込める強さを持ち, どんな人も尊重できる多様性に開かれている。患者会やピアサポートは, そうした再び〈生き〉ようとする人々の支え合いの場として重要で, 人と人との豊かな関係性が見出される。

終章

❶〈生〉の統合化──危機の中から立ち上がる主体

◆「出会い」と「変容」を経て再び〈生きる〉

　本書のテーマは，脳卒中になった「弱い主体」が，「絶望」の中から，痛みや苦しみを抱えながら〈生きる〉という方向に向かうまでを，総体において把握することであった。

　人々は，それまでの経験を参照していては危機としか認識できないような状況の中で，元の状態を回復しようとしたり，現在の状態を受け容れようとしたりする試行錯誤の行為を繰り返していた。そして支える他者と互いに互いを必要とする「出会い」を果たし，この「出会い」を契機に世界を住み替えるような大きな「変容」を遂げ，新たな経験を手に入れた「新しい自分」になっていた。

　「出会い」と「変容」において相互行為をする他者は，医療専門職のように制度によって配置される人のこともあったし，家族のようにもともと見知っており，馴染みある存在のこともあった。同病者など病後にめぐり会う人のこともあった。医療専門職との相互行為は，脳卒中を発症するとすぐに始まるが，互いの関係性が制度的なものから，やがて一定の感情を伴う人間的なものへと変化することがあった。病気になったことで，それまでにはなかったような家族同士の敬意を伴う認識が生じ，新しい関係性が築かれることもあった。たまたま同時期に病気になり，入院中に偶然知り合うことになった人が，その後の〈生〉を生きていくうえでかけがえのない人になったりしていた。

　このような他者との「出会い」を契機として，人は，危機としてしか捉えられなかった状況を肯定できるものとして捉え返せるように「変容」していた。そしてバラバラになった〈生〉を統合して，再び〈生きる〉ことを可能にしていた。

◆「絶望」から「希望」への行きつ戻りつの長い道のり

　森山さんは，脳卒中後の自らの辿ってきた道筋を，「螺旋階段を上に向かって上っているよう」という言葉で表していた。まさに病いの経験は，「絶望」と「希望」の間を振り子のように揺れながら，行きつ戻りつするものである。

　ある時空間において，病いを克服したと自ら定義する状況に至ることもある。一方で，ある時空間においては，病いに起因する深い苦悩に陥ることもある。そうして流れる時間の中で，さまざまな試行を繰り返すことによって，危機としか思えない状況であったとしても，生きていくことは可能なのだと思える経験が次第に彼らにおいてストックされていくのだ。

　彼らはこのような試行錯誤をリハビリと呼んだりするが，それは必ずしも身体機能回復の範囲に止まるものではなく，自らが〈生きる〉ということの意味を確かめる〈生〉の営みといえるものである。

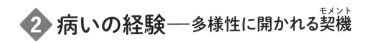

2 病いの経験──多様性に開かれる契機（モメント）

◆それぞれである病いの経験

　脳卒中という〈生〉の危機をもたらす出来事は，人としての新しい可能性が生まれる場でもある。脳卒中によって動かなくなった身体は，リハビリ訓練をする過程で次第に動くようになることもあるが，完全に元通りにならないことも多い。そうした時，客観的な判断によっては，リハビリがうまくいかなかったという評価がされる。

　しかし，彼らはたとえ元通りに動くようにはならなかったとしても，その時点での身体の可能性の限界に挑戦していた。最大限の努力を払い，自分なりの回復を果たし，身体の危機を克服していた。また，それまでとは異なる身体の可能性を見出し，よそよそしくなり自分のものとは思われなくなった身体を自分のものとして取り戻していた。

　彼らは，こうした病いの経験を経て，人としての多様性に開かれるように

なっていた。

　「適当な病いは人生を変える，だね。人間性変わるんだよ。尺
　度が変わる，ものの見え方。私なんか健常者の物差しと障がい
　者の物差しを持っている。普通，一般の人は，たとえは悪いけ
　ど，強い人，強者でしょ。病いを持って，障がいになったこと
　で，弱者の物差しを持てるようになった。この弱者の物差しと
　強者の物差しを両方持っているから，これはこうだと判断でき
　る」（今村さん）

　今村さんがこう言ったように，脳卒中を経験した「新しい自分」は，複数
の見方を獲得した人である。「新しい自分」は，社会の持つ活動性や自立性と
いった規範から人を評価することはしない。そのかわりにそれぞれの人が，
その時点で持っているものを基準に，そこでの可能性を見出すことができる。
この可能性は人によってさまざまなので，個性的で多様なものなのである。

◆病いの逆説──多様性に開かれる
　彼らがこうした新しい見方を獲得するまでには，医療専門職，家族，同病
者やその他さまざまな他者から支えられるという経験をしていた。この関係
性の中で彼らは自尊心を持ち，かつ他者から尊敬される主体像を打ち立てて
いた。それは，〈生きる〉ということ自体に価値を見出すというものである。
生きるために他者からの支援を受けることは，なんらその人の価値を貶める
ことではないということへの気づきであり，「弱い主体」の肯定である。
　自律する主体像から，他者との関わりの中で生きる主体像への転換は，脳
卒中になるまでは「社会なんて自分のものだとは思わなかった」と言い，脳
卒中を経験した後に人と人とのつながりを大切に思うようになった江藤さん
の言葉にも表れている。人々は，脳卒中になってから，他人に頼ることなく
生きることよりも，社会の中で他者と関わりながら生きることに高い価値を

248

置くようになっていた。

　このように病いの経験から人は，他者から支援を受ける立場になったとしても，人としての尊厳は何も失われないことを知る。そして，活動主義的で自律した主体とは異なる，支えられながら尊厳を持つという別様の主体のあり方を見出している。脳卒中になるということは，こうした多様性に開かれる契機(モメント)になっている。このことは，彼らが「病気になってかえって良かった」という病いの逆説を生んでいるといえる。

❸ 「弱い主体」が〈生きる〉

◆「強い主体」から「弱い主体」へ

　森山さんは，脳卒中になる前に見たことのあるテレビドラマを最近になって再放送で見て，ドラマに対する感じ方がまったく変わったことに気づいた。そのドラマは，原爆で病気を持つようになった女性が病いに苦しみながら，温泉芸者として日々の糧を得て生きる姿を，同じように社会の片隅で細々と生きる人々との交流を交えて描いたものであった。

> 「最初，見た時，みんなどうしようもない落ちこぼれだと思って見ていたんですよ。札幌にいた時だったなあ。障がい者になって17年経って，再放送やっているんで見て，みんないろんな障がいを持ってても，一生懸命に生きていくって思ったんですよ。ドラマは変わらないんですよ。オレが変わったんだな」
> （森山さん）

　森山さんは，会社でリーダーとして働いていた時，このドラマに出てくるような人々──病気であったり，障がいがあったり，借金を抱えていたりする──は「どうしようもない落ちこぼれ」だと，見下すような気持ちを持って

249

いた。しかし，自身が病気になり障がいを持つようになり，なんとか生き抜いて17年という月日が経って見方が変わった。人から敬われることなく，見下されたりしながらも，それに押しつぶされずに一生懸命に生きている人たちこそ，最も尊敬に値する価値ある人生を送っている人だと思い返せるようになったのだ。

> 「病気になったことで，辿り着けたこともあったわね。以前なら，モタモタしていた人を傷つけていたかもしれない」（日野さん）

日野さんがこのように言う時にも，やはり能力の劣る者や弱い者に対して低い価値しか認められなかった以前の自分を反省し，弱さを肯定できるようになった現在の自分を評価するという側面が見出せる。それは，次のように言う葉山さんも同じである。

> 「障がいを持って，いろんな人に出会ったから，マイナスになっていないと思います。障がいをかかえていても，どういうふうに受け入れられるかなと考えていけるようになったし。事実，やらせてもらっている。決してマイナスになっていないと思います。ある意味でプラスかもしれないなと」（葉山さん）

◆「弱い主体」が強く〈生きる〉
「新しい自分」は，身体の不自由さは持つけれど，自らが人生の主役となり主体的に〈生きる〉ことのできる人である。また，「新しい自分」は，決して憐れみのまなざしを注がれる存在ではない。受動的な弱さをこうむってはいるが，人としての可能性を限りなく追求し，能動的に行為し，どのようにしたら自分が社会に役立てるかということまでも射程に入れて考えている。
　しかしながら，多くの場合，沈黙を強いられている今日の障がいを持つ人々

の状況を鑑みると，彼らが自らをこのように認識していることは，決して多くの人の知るところにはなっていない。障がいを持って弱くなりながらも，主体的に〈生きる〉という彼らの認識が，広く社会の人々に知らされることは重要である。

　脳卒中サバイバーだからこそ，新しく脳卒中になった人の苦悩や痛みを理解し，共にいることができるという森山さんや沼田さんの主張と重なるものである。「弱い主体」は，弱さに向き合う人に寄り添い，支えることができる。患者会では，そうした弱い者が弱い者を支えるという，支え合いの光景が至る所で見られた。脳卒中になった「新しい自分」は，単に弱いというだけではなく，弱くはあるが他者の弱さを包み込める強さを持っている。

患者が変える医療社会

◆人々の声に基づいたより良い医療を

　これまでの本書での議論を踏まえて，病いや障がいを持つようになり「絶望」した人が，再び「希望」を持って〈生きる〉という方向に向かうために今後，検討すべき課題について，いくつか指摘しておきたい。

　まず徹底的に痛みや苦しみを抱えた人々に寄り添うことによって，彼らの望みにかなうよう，得られた知見を現実の改革へとつなげていくことである。もし，この社会に問題があるので，その問題をなんとか解決して，より良い方向に向かうために役立つ研究がしたいと思うなら，まず痛みや苦しみをこうむっている人々から，その問題がいかなるものなのかを聴き取ることが必要である。

　たとえば，多くの人々が，退院した後も充実したリハビリ訓練を求めていた。入院したリハビリ専門病院で，一生懸命に訓練をして，杖歩行ができるようになったり，言葉を言えるようになったりして良くなったとしても，それだけでは十分ではない。退院後，自宅から通える地域の病院に，リハビリ

訓練を行う専門職がおらず，歩行訓練や言語訓練を続けられずに，再び車椅子になってしまったり，言葉が言えなくなってしまったりするのでは困るのだ。

　もちろん，病院でリハビリ訓練さえすれば，実生活に役立つ身体の動かし方ができるようになるとは限らない。日々の生活の中で，散歩をしたり，他者と会話したりすることがリハビリ訓練であり，そうした生活の中で新しい身体の動かし方が身についくるという側面もあろう。

　しかし，ちょっとしたコツがリハビリを担当する専門職から伝えられたり，リハビリ訓練を続けていこうという動機づけが与えられたりすることも，彼らは必要としている。脳卒中になった人の生活をより良いものにするという目的にかなう形で，理学療法士や作業療法士や言語聴覚士の配置を拡充すべきであるといえる。

◆復職のためのリハビリの充実

　さらに，復職を希望する人のための職業リハビリを充実させるように提言することもできる。確かに，退院後の復職や生活に役立たせるために，コピー機の扱い方や，料理の手順が作業療法士から教えられたりすることもある。それらは役に立つこともあるが，実際の仕事をするためには足りないというのが，人々の偽らざる気持ちであった。

　こうした復職のための訓練は，もしかしたら，リハビリ病院という施設においては手に余ることなのかもしれない。だとすれば，リハビリ病院と職場をつなぐ，より実践的な復職訓練のできる場の創出が求められる。

　会社や社会の受け入れについてもさらなる変化が必要であろう。訓練で復職が可能な水準になったとしても，職場の理解や体制が不十分な場合には実現は難しい。病いや障がいがあっても働くことを望む人が働き続けられる環境整備や両立支援は喫緊の課題であろう。

◆「出会い」の場の創出とピアサポート

　「出会い」の場が創出される機会が，できるだけ多く用意されることの必要

性も提言できるだろう。脳卒中になって危機に陥った人々が再び〈生きる〉ための主体の「変容」には，医療専門職や家族や同病者などといった他者との「出会い」が契機（モメント）になっていた。多くの人が何度もこうした「出会い」を果たすためには，そうした他者と互いに行為をするような場が創出される方途が探られるべきである。

　このような「出会い」の場としては，患者会が挙げられる。近年では，患者会の行うピアサポートにも注目が集まっている。ピアサポートとは，患者同士，そして同じ立場にある人同士の支え合いである。病気や障がいのある当事者が，体験を共有したり交流したりすることで，安心感や自己肯定感を得られたり，治療に前向きになったりする効果があるといわれている。狭義のピアサポーターは同じ病気や障がいのある人々であるが，広義では医療や福祉の専門職，福祉車両や義肢装具やシーティングなどに関わる業者や技術者，専門家，近隣や一般市民やNPO関係者など，当事者を取り巻くさまざまな立場の主体が，共に支え合う仲間（ピア）となりうる。

　2021年度障がい福祉サービス等報酬改定では，「利用者と同じ目線に立って相談・助言等を行うことにより，本人の自立に向けた意欲の向上や地域生活を続ける上での不安の解消に効果がある」との理由により，100単位/月（体制加算）ではあるが，ピアサポート体制加算が新設されている。

　医療提供者の側でも，近年，療養と就労・就学の両立支援や脳卒中サロンなどの取り組みが始まってきており，そのためにはピアサポートという考え方や実践が重要なことが理解されつつある。これは，患者をメンバーとして考える「チーム医療」のあり方にも通じるものである［細田2021］。

◆「社会参加」の場をつくる

　脳卒中サバイバーにとって，患者会よりさらに広がりを持つ社会への参加も重要なことである。健康で効率良く働けることだけに価値を置くのとは異なった認識を手に入れる可能性が開かれれば，そのような認識を共にする人々との間に「社会参加」の場がつくられるだろう。これは何も，改まって

そうした施設や体制を用意するというのではなく，日常生活の中で障がい者と健常者を隔絶させている障壁を取り払っていくことである。

　脳卒中になった人々は，社会における人との関わりを求めている。もちろん彼らも，それまでだったら，おもに職場を中心とした範囲の中で人とのつながりを形成していた。しかし，病いや障がいを持つことによって囲いがなくなったために，趣味の集まりや地域社会など，かつてよりかえって広い社会において人とのつながりを求めるようになっている。

　その時，彼らの参加を迎え入れることのできる社会こそが望ましいものであろう。たとえば，旅行の際の宿泊施設や交通機関，プールや球技場などの運動施設，合唱や編み物などの文化サークル，町会や自治会などといった地域の集まりにおいて，彼らが参加しやすいような設備や雰囲気が用意できるとしたら，どんなに良いだろうかと思う。こうしたコミュニティは，障がいや病気のある人だけでなく，高齢者や孤独・孤立を感じている人たちにとっても必要なものであろう。

◆誰もが生きやすい社会の構想──共に生きる社会へ

　脳卒中になった人々は，社会が変わっていくことを望んでいる。競争に勝ち残る人だけに高い価値が付与される社会から，誰もが人として認められる社会へと。そうした社会は，誰もが生きやすい共生社会であろう。痛みや苦しみを持つ人々の営為は，ひいてはわれわれの社会に豊かさをもたらすものになる。「絶望」の中から他者に支えられながら「希望」を持って立ち上がる主体は「弱い主体」であるが，人間としてのさまざまな可能性を秘めている。そして，他者を支える強さを兼ね備え，人と人との豊かな関係性をつくり出す。

　こうした人と人とが支え合う豊かな関係性は，社会の片隅に押しやられてきた病者や障がい者や高齢者といった周辺者と呼ばれる，弱い人々の声に耳を傾けることで見出される。弱い人々と，その声に耳を傾けることができる人々（彼らも「弱い主体」である）との協働は，今日の閉塞した社会を相対化する視点をもたらしてくれるだろう。

おわりに

　近年，患者が病気とともに生きることを「患者の旅路　ペイシェント
ジャーニー」として捉えようとする考え方が提唱されています。これは，病
気の告知から治療，生活の再建，終末期に至るまでの患者の辿る道筋を，医
療専門職や家族や職場や地域との関わりなどを組み込んで旅にたとえたもの
です。ここには医療的要素だけでなく，心理，経済的行動，社会的な患者の
体験といった要素も含まれたりします。

　この「患者の旅路」は，患者が自らの辿る道筋を理解して病いとともに生
きる生活をつくり上げてゆくため，そして医療専門職が患者を理解して医療
ケアを向上させるためにも役立つ考え方だと思います。本書はまさに，脳卒
中の「患者の旅路」の物語ともいえるのではないかと思います。

　脳卒中になった方々は，同じ病気の患者，家族，医療専門職との「出会い」
を経験することで，「変容」し，「新しい自分」になります。私自身も，脳卒
中サバイバーの皆さんと「出会い」，「変容」するような経験をさせていただ
きました。現在，当事者同士が支え合うピアサポートや，薬や治療ではなく
地域社会において他者との関係性の中で健康を守っていこうとする社会的処
方に関する研究をしていますが，そこには本書に登場した皆さんとの「出会
い」が大きく影響しています。皆さんとの間には，制度の枠を超えた，個別
の生を〈生きる〉ことに向かう「共にいる」という関係性が成り立っている
と信じています。

　病気になったり障がいがあったりすると，この社会では，通常の役割から
免除され，回復のために努めるという「病人役割」が課されたりします。そ
の結果，自己肯定感が低くなったり，社会から孤立して孤独になったりしが
ちです。しかし，本書に登場する多くの脳卒中の方々は，病いや障がいがあっ
ても仕事ややりたいことを諦めることなく続け，この社会の中で他者ととも
に生きるという「新しい病人役割」を示してくださっていました。この場を
借りて，深く感謝の意を表したいと思います。

本書は, 2006年出版の『脳卒中を生きる意味——病いと障害の社会学』（青海社）をベースにしています。旧版を通じて, 何人もの当事者や医療専門職の方々との素晴らしい「出会い」があったのですが, 400頁近くある重たい本なので,「もっと手ごろだったらいいのに」という声もいただいておりました。そこで, 理論的部分を大幅に削除したり, 新たに書き下ろしを加えたり, 加筆修正をしたりして, 青海社の工藤良治社長のご尽力で, 装いも新たに本書が出版されることになりました。ご自身も数年前に脳卒中を罹患しながらも仕事を続けるという, まさに「新しい病人役割」を実践されていらっしゃる工藤氏に, 心からのありがとうを申し上げます。

　2024年2月

細田 満和子

［参考文献］

Arendt, H., 1958, The Human Condition, University of Chicago Press. =1994, 志水速雄訳『人間の条件』ちくま学芸文庫.

安積純子, 岡原生幸, 尾中文哉, 立岩真也, 1990, 『生の技法―家と施設を出て暮らす障害者の社会学』藤原書店.

Berger, P., 1963, Invitation to Sociology：A Humanistic Perspective, Doubleday. =1979→1989, 水野節夫, 村山研一訳『社会学への招待』新思索社.

Berger, P. and Luckmann, T., 1966, The Social Construction of Reality：A Treatise in the Sociology of Knowledge. =1977, 山口節郎『日常世界の構成―アイデンティティと社会の弁証法』新曜社.

Berger, P. and Kellner, H., 1981, Sociology Reinterpreted：An Essay on Method and Vocatin, Anchor Press/Doubleday. =1987, 森下伸也訳『社会学再考―方法としての解釈』新曜社.

Caplan, L., Dyken, M., Easton, D., 1994, Family Guide to Stroke：Treatment, Recovery, and Prevention, American Heart Association. =1998, 岩淵定訳『脳卒中とともに生きる―患者さんと家族のために』文光堂.

Conrad, P., and Schneider, J., 1992, Deviance and Medicalization：From Badness to Sickness：Expanded Edition, Temple University Press. =2003, 進藤雄三, 杉田聡, 近藤正英訳『逸脱と医療化―悪から病へ』ミネルヴァ書房.

Freidson, E. 1970, Professional Dominance：The Social Structure of Medical Care, Atherton Press, Inc. =1992, 進藤雄三, 宝月誠訳『医療と専門家支配』恒星社厚生閣.

Freire, P., 1970, Pedagogia do Oprimido. =1979, 小沢有作, 楠原彰, 柿沼秀雄, 伊藤周訳『被抑圧者の教育学』亜紀書房.

Goffman, E., 1961, Asylums：Essays on the Social Situation of Mental Patients and Other Inmates, Doubleday and Company. =1984, 石黒毅訳『アサイラム―施設被収容者の日常世界』誠信書房.

Goffman, E., 1963, Stigma：Note on the Management of Spoiled Identity, Prentice-Hall. =2001, 石黒毅訳『スティグマの社会学―烙印を押されたアイデンティティ』せりか書房.

長谷川幸子, 長谷川幹, 1999, 『リハビリ医の妻が脳卒中になったとき―発病から復職まで』日本医事新報社.

Headway, Brain Injury Association, A New Me, https://www.headway.org.uk/（2023年9月16日閲覧）

細田満和子, 2006, 『脳卒中を生きる意味―病いと障害の社会学』青海社.

細田満和子, 2021, 『「チーム医療」とは何か（第2版）―患者・利用者本位のアプローチに向けて』日本看護協会出版会.

細田満和子, 2022, 「ピアサポートの意義と役割―ケアリング・コミュニティの実践」『けあこみニュース』11号, pp.2-3.

Illich, I., 1976, Limits to Medicine, Medical Nemesis：The Expropriation of

Health. =1979, 金子嗣郎訳『脱病院化社会―医療の限界』晶文社.

井坂智博, 2019,『SDGs時代の課題解決法―インクルーシブデザイン』日経BP.

Kleinman, A., 1988, The Illness Narratives：Suffering, Healing and the Human Condition, Basic Books. =1996, 江口, 五木田, 上野訳『病いの語り―慢性の病いをめぐる臨床人類学』誠信書房.

森山志郎, 1991,『歩けた！　手が動いた―あるビジネスマンの脳卒中リハビリ成功記』(自費出版)

森山志郎, 2001,『心が動く―脳卒中片マヒ者, 心とからだ十五年』壮道社.

Parsons, T., 1951, The Social System, Free Press. =1974, 佐藤勉訳『社会体系論』青木書店

副田義也, 2001,『死の社会学』岩波書店.

Sontag, S., 1977, Illness As Metaphor, Farrar, Straus and Giroux. =1998, 富山太佳夫訳『隠喩としての病・エイズとその隠喩』みすず書房.

Strauss, A. et al., 1984, Chronic Illness and the Quality Life, The C. V. Mosby Company. =1987, 南祐子監訳『慢性疾患を生きる―ケアとクオリティ・ライフの接点』医学書院.

Szasz, T., and Hollender, M., 1956, A Contribution to the Philosophy of Medicine：The Basic Models of the Doctor-Patient Relationship, A. M. A. Archive of Internal Medicine, Vol. 97, No. 5, pp.585-592.

多田富雄, 鶴見和子, 2003,『邂逅』藤原書店.

上田敏, 1992,『リハビリテーション医学の世界―科学技術としてのその本質, その展開, そしてエトス』三輪書店.

上田敏・鶴見和子, 2003,『患者学のすすめ―"内発的"リハビリテーション』藤原書店.

〈プロフィール〉

細田 満和子(ほそだみわこ)

博士(社会学).専門社会調査士.1992 年,東京
大学文学部社会学科卒業.東京大学大学院人文社
会学系研究科で博士号(社会学)を取得,コロン
ビア大学公衆衛生大学院とハーバード公衆衛生大
学院で患者アドボカシー研究に従事し,2012 年か
ら現在まで星槎大学教授.社会学をベースに,医
療・福祉・教育の現場での諸問題を当事者と共に
考えており,主著書に『脳卒中を生きる意味』,
『パブリックヘルス 市民が変える医療社会』,
『チーム医療とは何か』などがある.Aflac Incor-
porated 社外取締役,東京大学ニューヨークオ
フィス理事,一般社団法人日本脳損傷者ケアリン
グ・コミュニティ学会代表理事.

脳卒中の社会学

新しい自分を生きる

発 行	2024 年 2 月 26 日
著 者	細田満和子
装 幀	安田真奈己
発行者	工藤良治
発行所	株式会社 青海社
	〒 113-0031 東京都文京区根津 1-4-4 根津フェニックスビル
	☎ 03-5832-6171 FAX03-5832-6172
印刷所	三報社印刷 株式会社

ISBN978-4-910548-10-4 C3047